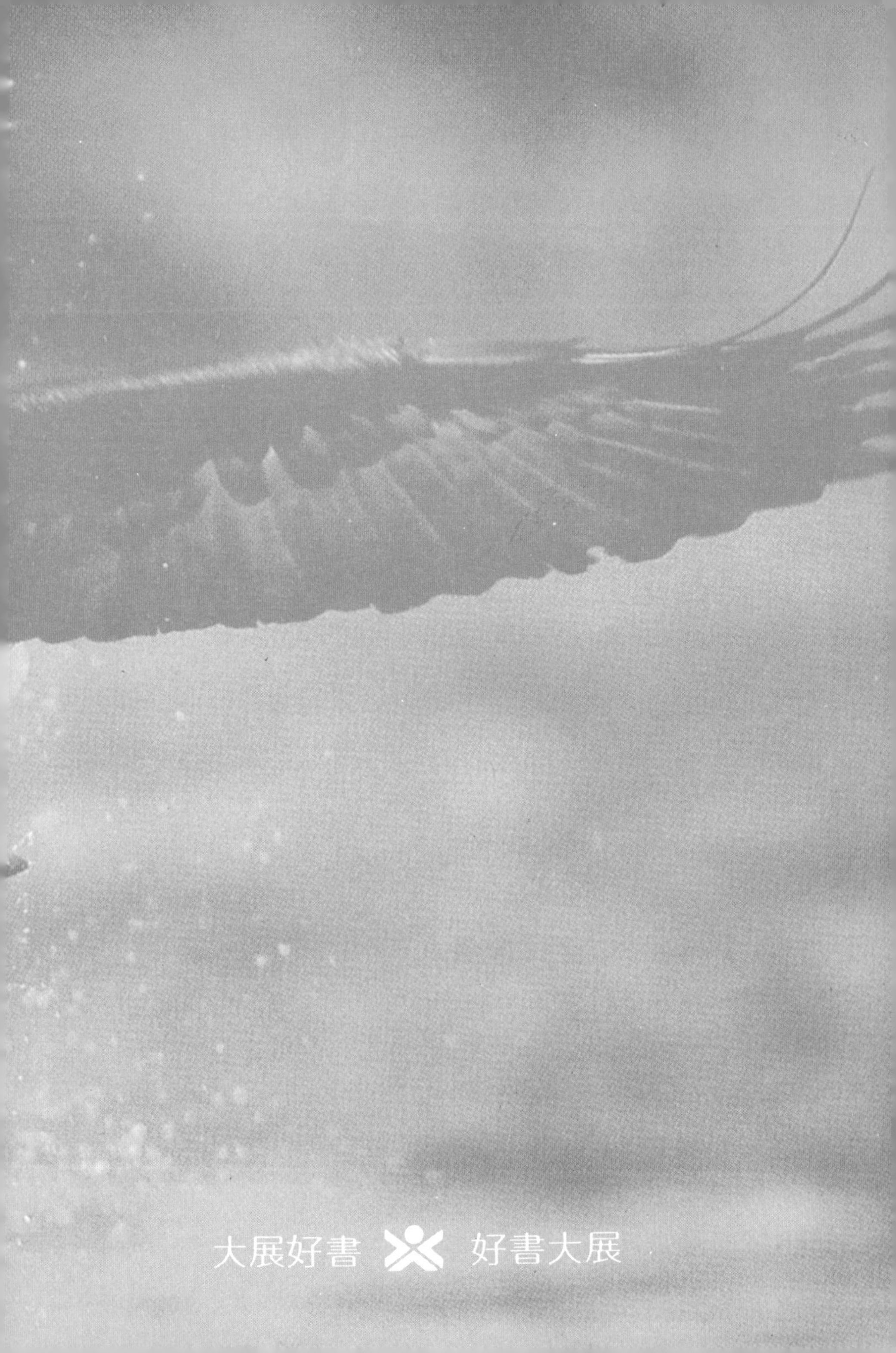
大展好書 好書大展

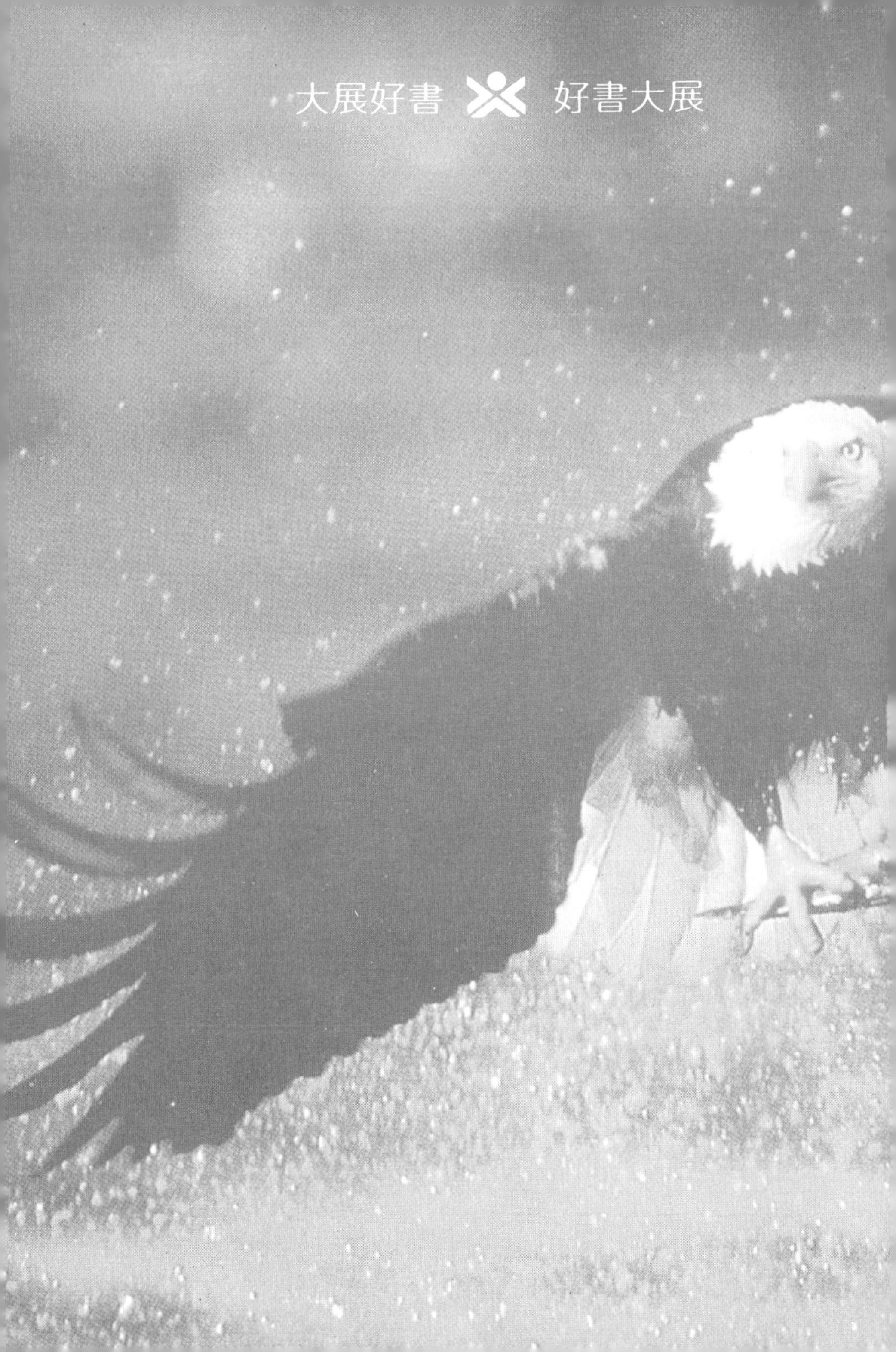
大展好書 好書大展

易學智慧 2

易學與養生

劉長林／滕守堯 編著

大展出版社有限公司

序

任繼愈

《易經》這部書幽微而昭著，繁富而簡明。五千年間，易學思想有形無形地影響著中華民族的社會生活、政治生活以及人生哲學。

《周易》經傳符號單純（只有陰陽兩個符號），文字簡約（約兩萬四千餘字），給後代詮釋者留出馳騁才學的廣闊天地。迄今解易之書逾數千家。近年已有電子傳播媒體，今後闡釋易學的各種著作勢將更爲豐富。

歷代有眞知灼見的易學研究者，從各個方面反映各時代、各階層的重大問題。前人研究易學的成果豐富了中華民族的文化寶庫。研究易學，古人有古人的重點，今人有今人的重點。今天中國人的使命是加速現代化的步伐，光輝二十一世紀。

易學，作爲中華民族文化遺產，也要爲文化現代化而做貢獻。當代新易學的任務之一是擺脫神學迷信。易學雖起源於神學迷信，其出路卻在於擺脫神學迷信。凡是有生命的文化，都植根於現實生活之中，不能游離於社會之外。大到社會治亂，小到個人吉凶，都想探尋個究竟。人在世上，是聽命於神，還是求助於人，爭論了幾千年，這兩條道路都有支持者。

哲學家見到《易經》，從中悟出彌綸天地的大道理；德國萊布尼茲見到《易經》，從中啓悟出數學二進制的前景；嚴君平學《易經》，構建玄學易學的體系；江湖術士不乏「張鐵口」、「王半仙」之流，假易學之名，蠱惑愚衆，欺世騙財。易學研究走什麼道路，是易學研究者普遍關心的大事，每一位嚴肅的易學研究者負有學術導向的責任。

本叢書的撰著者都是我國近二十年來湧現的中青年易學專家。他們有系統的現代科學訓練的基礎，有較深厚的傳統文化素養，有嚴肅認眞的學風，易學造詣各有專攻。這部叢書集結問世，必將有益於世道人心，有助於易學健康開展，爲初學者提供入門津梁，爲高深造詣者申一得之見以供參考。

這套叢書的主旨，借用王充《論衡》的話——「疾虛妄」。《論衡》作於二千年前。然而，舊迷霧被清除，新迷霧又瀰漫，「疾虛妄」的任務遠未完成。如果多數群衆尚在愚昧迷信中不能擺脫，我們建設現代化國家的精神文明就無從談起。我們的任務艱巨而光榮。

本叢書的不足之處，希望與讀者同切磋，共同提升。

目錄

第四章　太極：寶貴的生命之源

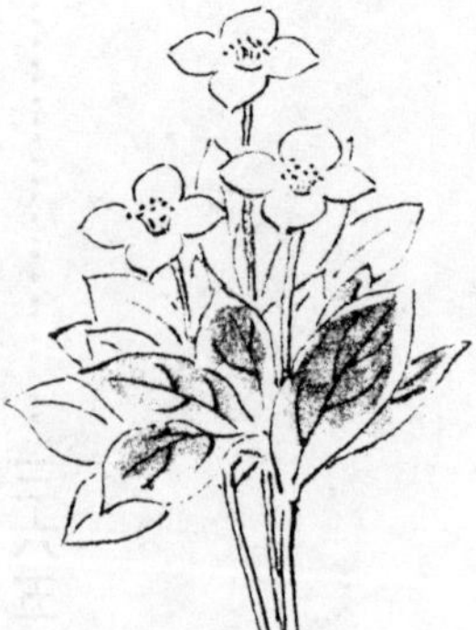

引言

本書名之爲《易學與養生》。易學應當包括《周易》本身以及後世對它的研究、發揮從而形成的全部知識與學說。因此，易學所涵蓋的內容方面很多、很寬。但是本書所說所論的範圍則只限於其哲學思想。易學中的哲學與中國傳統養生學的關係，乃是本書的主旨。

衆所周知，易學對中國文化的發展產生了深遠的影響。應當指出的是，易學對中醫學和養生學的影響尤深。爲什麼？因爲易學的哲學思想與醫學和養生有著特別密切的內在聯繫。所以，易學哲學對中國傳統醫學和養生學的形成和發展，有著極大的促進作用，而中國的醫學和養生學也深刻地體現了易學哲學的理論與精神。

易學哲學，從某一方面看可以稱其爲生命哲學。這裡所謂「生命哲學」不是指關於生命的哲學，而是以生命的體驗和對生命的理解來看待宇宙人生的哲學。《周易》的作者和易學家們把宇宙看作是一個有機的整體，認爲人和客觀世界是完全統一的，所以，他們習慣於按照對人自身的認識來理解自然界，同時也按照對自然界的認識來理解人自身。易學的另一個特點是偏重向內的思考和重視自我體驗。因此，先賢們更多地是把對人自身的了解和人的感受融入於自然界；當對自然界進行考察時，也往往是依據人對自然變化的體驗來做出判斷。

《繫辭下傳》說：「古者包犧氏之王天下也，仰則觀象於天，俯則觀法於地，觀鳥獸之文，與地之宜，近取諸身，遠取諸物，於是始作八卦，以通神明之德，以類萬物之情。」

《易傳》作者認爲，八卦是對「萬物之情」即宇宙本質的把握，而八卦的獲得來自於「近取諸身，遠取諸物」。這說明，作爲主體的「身」和作爲客體的「物」是一致的，同受八卦規律的支配；再從認識次序上說，一般應是由近及遠，即由自身及至天地鳥獸植物。而且既然近和遠相一致，那麼，當然應以近爲先、爲原。用《黃帝內經》的表述就是：「以我知彼，以表知裡，以觀過與不及之理。」（《黃帝內經．素問．陰陽應象》）

正是因此，在《周易》作者和易學家們看來，宇宙萬物和人一樣，都是有生命的存在，都應按照正常的生命歷程那樣生存和演進。這就是《周易》作者創造生命哲學的緣起。

《周易》生命哲學有如下理念和特點，需要特別說明與重視：

一、「道」有價值屬性

早已有學者指出，在中國古代哲學中，必然和當然常常不作嚴格區分。必然的或合於規律的也就是應當的，反之，應當的則定是合於規律的，甚至是必然的。長時期以來，或許直至今日，很多學者仍然認為這種情況純屬中國古代思維的混沌性、原始性，與科學精神相背道。其實這種看法是不全面的。

我們看到，賦予規律性必然性以價值屬性的作法，在《周易》中已有充分表現。依《易傳》的看法，八卦和六十四卦是對宇宙過程的模擬。作為一體，它既告知人事的禍福，又反映天地萬物的運變。而《易經》之卦爻辭，無論是用來預測人事，還是用來說明天地萬物，其終了都以「吉凶悔吝」、善與不善作為判語。

《繫辭下傳》說：「道有變動，故曰爻；爻有等，故曰物；物相雜，故曰文；文不當，故吉凶生焉。」「吉凶者，貞勝者也。」《易傳》作者認為，自然界的事物在運變過程中，就其自身而言，也有當與不當之分，因而有或吉或凶的後果。而是吉是凶，則依其是否合於客觀法則而定。「貞」之義爲「正」，爲「常」，可引申爲法則。合於法則的必勝而吉，反之必敗而凶。故說「吉凶者，貞勝者也」。又如《文言傳·乾》用「善之長」、「嘉之會」、「義之和」、「事之干」來解釋代表天的乾卦卦辭「元亨利貞」，朱熹又將「元亨利貞」比配於春夏秋冬「四時」（《周易正義》）。這些做法表明，《文言傳》作者和朱熹都認爲價值觀念同樣適用於天地自然。

原來，《周易》的這種作法並不是沒有道理的。古人視自身與天地萬物爲一體，那麼自然界的客觀法則也就具有人的主觀特徵和人文特徵，自然界的變化就會產生吉凶善惡的不同後果。更重要的是，古人既然把天地萬物看作是有機的整體，並且像人一樣是有生命的系統，那麼自然界的一切運變對於這個系統的存在說來，就有利與害的差異，繼而也就有了價值屬性。

《易傳》中使用了「道」、「理」等概念。「道」、「理」都有規律的涵義，但與我們現在所說的規律，在用法上有不同。現在通用的規律概念，是指在一定條件下必定重複出現某種現象的法則，對此，「一定條件」則不做任何限定。而《周易》和中國古代哲學所講的「道」或「理」，當其作爲「規律」解釋時，則主要是指宇宙和萬物作爲整體正常運行的法則。故爾凡是與其相違的變動，都會對自然界的某個整體方面帶來損害。

我們認爲這裡有二點需要明確：一是堅持「道」的價值屬性，從本質上說並不排斥或妨礙去認知任何其他類型的規律。二是指明了「道」的價值屬性，會進一步促使人們去遵守它，也有利於加深人與天地自然的親合關係。

二、維護生命的存在與延續係天地之本性

《周易》十分崇尚「生」，視「生」爲宇宙的第一本質。《繫辭傳》說：「天地之大德曰生。」「生生之謂易。」「夫乾，其靜也專，其動也直，是以大生焉；夫坤，其靜也翕，其動也辟，是以廣生焉。」「天地絪緼，萬物化醇；男女構精，萬物化生。」

《序卦傳》也說：「有天地，然後萬物生焉。」《說卦傳》則把天（乾）、地（坤）比作父和母，把雷（震）、風（巽）、水（坎）、火（離）、山（艮）、澤（兌）比作長男、長女、中男、中女、少男、少女。這是把天地萬物

視作一個家庭，著眼點也在於「生」。

通觀《周易》，所謂「生」的含義應廣義地理解爲生命的正常存在與延續。《周易》認爲，宇宙就是一個大化流行、生生不已的生命過程。而宇宙的天然本性，即天地之大德，正在於支持萬物的正常生存，推動其內在本性的展露，並能不斷演化發展。

《易傳》吸收春秋戰國時代諸子的思想，肯定天地萬物生生不已的動力和依據是陰陽的相互作用。

《繫辭上傳》說：「一陰一陽之謂道。繼之者，善也；成之者，性也。仁者見之謂之仁，知者見之謂之知。」「道」即一陰一陽的相分相合，從而造成萬物的生化。推動和實現這一化育過程的行爲屬善，保有和存畜這一化育功能則是萬物天賦之性。天地萬物的生化本性和化育過程，從其促成和保證生命的存在與延續來說，屬於「仁」；從其萬類紛呈、神妙莫測，則顯示出宇宙造化的奇異智慧，故又謂之「知」（智）。陰陽是宇宙的根本規律，而其作用正在於使天地萬物得以生化，因此宇宙的本性只能是「生」，而「生」也就是儒家所推崇的「仁」與「智」的最好體現。

三、以樂觀的心境認識和實踐天道與天命

依照《周易》，人是天地陰陽和合的產物。人的性與命是由天所賦予的。《彖傳．乾》說：「乾道變化，各正性命，保合太和，乃利貞。」朱熹注：「『各正』者，得於有生之初。『保合』者，全於已生之後。此言乾道變化，無所不利，而萬物各得其性命以自全。」（《周易正義》）由於人與天地是一個整體，人的生命過程是順遂宇宙大化流行的一部分，而宇宙的本性又在於保障一切生命的正常進行，所以天所賦予的性命與人作爲有知主體的需求，從根本上說是一致的，而不是對立的，不是相衝突的。

據此，《周易》提出「樂天知命故不憂」的思想。就是說，人生的眞諦，在於努力去理解天賦之性與命，一方面使自身的生命得以正常的保存和延續，將秉承於天的各種性能和智慧全部展露出來，另一方面還要輔相宇宙萬物的正常生化。認識天道性命，實現天道性命，在這一過程中將自己與宇宙融合爲一體，因此獲得人生的最大快樂。

上述《周易》的這些基本概念，來自於對生命的熱愛和期望。在此基礎上，

學的內容。

《周易》作者和易學家們還形成了一系列與生命運動的特點相聯繫的哲學理論，如陰陽和合學說，「神妙萬物」的思想，「精氣爲物」的氣化理論，動靜統一和變通求久的理論等等。這些學說和理論，都在相當的程度上融入了當時的生命科學的內容。

不難想見，《周易》作者和易學家們按照生命的理念來構築他們的哲學理論，將維護宇宙萬物（人爲萬物中最貴者）的生存和演化即正常的大化流行視作天經地義，視作最高的道德和智慧，而以如此博大的人道主義和愛物主義哲學來指導生活，勢必會把養生放在一個很重要的地位。因此，易學哲學大大推動和影響了中國養生學的創建，並使其具有與易學相會通的特點。

依照易學的觀點，養生決不僅僅是爲了個人的長壽，而首先是一種愉悅地踐履天道的道德行爲，是自覺地執行天命中所規定的一種責任。

而且，易學和養生學都認爲，天地自然之道、人類道德之道和養生之道是統一的。故此，一切合乎性命道德的行爲本質上就是養生，而一切養生活動都不應當離開天地道德性命的原理原則，都屬於天道踐履的一部分。所以，中國的養生學和養生活動又反過來促進了易學哲學的傳播，豐富了易學哲學的內涵，加深了易學哲學的踐履性。

至於易學哲學中那些與生命運動相聯繫的具體學說與理論，也很自然地被應用和移植到中國養生學中去，成爲中國養生學整體風格和長久魅力的根源。

這些問題在本書的各章中將一一加以討論。第一章至第六章（劉長林撰），按專題敘述易學的哲學理論及其在養生學中的應用。第七章至第九章（滕守堯撰），則按照歷史的順序，敘述各朝代重要養生家和養生學著作的思想理論及其與易學哲學的關係。

由於中國傳統養生學與易學哲學相會通，這種情況一方面使中國養生學具有深厚的理論基礎，另一方面也使得人們要想深入掌握中國養生學，則必須認眞學習易學的哲學思想並細心體察二者的關係。

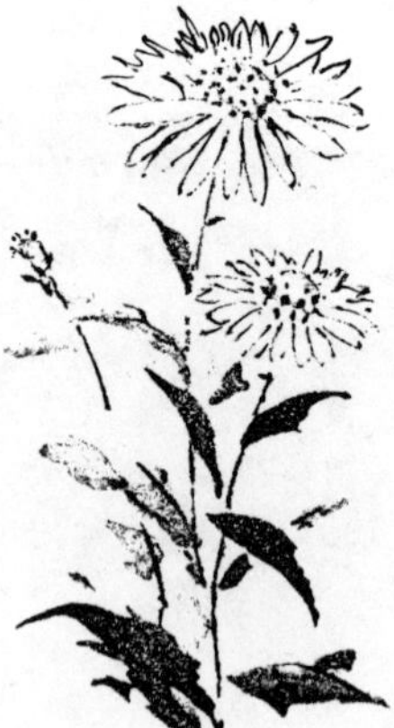

第一章　變通求久：養生理論基點

天地萬物處於不斷的永恆的運動變化之中，這是《周易》的核心思想，也是易學確認的一條基本原理。《周易》尤其是《易傳》並不限於指出這一點，它還深入地探討了萬物運動變化的普遍規律和形式，由萬物變易引出「居安思危」，並提出「窮則變，變則通，通則久」的運行公式，成為氣功養生學的重要依據。

從萬物變易到未病先防

從義理的角度看《易經》，這部著作的主旨在於講變化之道。《易經》的卦、爻、辭，都圍繞著如何理解和應對世界的變易而展開。《繫辭傳》反覆強調：「爻者，言乎變者也。」「爻也者，效天下之動者也。」「聖人有以見天下之動，而觀其會通，以行其典禮，繫辭焉以斷其吉凶，是故謂之爻。」爻如此，由爻組成的卦，則是對萬物萬象變易過程更為完整深入的描摹與闡述。

《說卦傳》說：「觀變於陰陽而立卦，發揮於剛柔而生爻。」可見，古人設爻立卦是為了說明和研究天地萬物的變化。《易傳》發揮《易經》的思想，對萬物皆變有了更為具體的認識。如《繫辭上傳》說：「在天成象，在地成形，變化見矣。是故剛柔相摩，八卦相蕩，鼓之以雷霆，潤之以風雨，日月運行，一寒一暑。乾道成男，坤道成女。」

《周易》作者認為，萬物不僅在變化，而且有一定的秩序和規律。八卦和六十四卦的關係以及它們的排列就是世界秩序和運變規律的反映。通行本《易經》六十四卦以乾、坤二卦起始，以既濟、未濟二卦告結，《易傳》以這一卦序代表宇宙演化的進程。

《序卦傳》說：「有天地，然後萬物生焉。盈天地之間者，唯萬物，故受之以屯。屯者，盈也；屯者，物之始生也。物生必蒙，故受之以蒙。蒙者，蒙也，物之稚也。物稚不可不養成也，故受之以需……」「有過物者必濟，故受之以既濟。物不可窮也，故受之以未濟。終焉。」

《序卦傳》作者將《易經》六十四卦的排列解釋成一個巨大的因果系列。這當中，對各卦之間具體聯繫的闡述不一定準確，但認為天地交感產生萬物，萬物的繁衍和生化永無盡頭，卻反映了客觀世界的演化過程。然而以六十四卦之有限序列表達萬物生化之無限過程，的確是一件難事。

而作者以未濟作結，則巧妙地解決了這個矛盾。未濟卦，坎下離上。坎為水，離為火，意謂火在水上。水潤下，火炎上，故此卦表示水火不曾相交。水象徵陰，火象徵陽，陰陽相合表示事物已經成熟，陰陽未合則表示事物尚在潛蘊之中。然而陰陽必定會由未合走向相交，所以未濟卦列於六十四卦之尾，象徵宇宙過程永無休止。

宇宙過程沒有終了之期，但是每一個具體事物卻是有限的存在，總要經歷一個從生到死的過程。《周易》作者對於這一點不僅十分清楚，而且認識到，萬物的生和死，其根本原因在於陰陽的相互作用。在陰陽的推動下，世界一切矛盾著的對立面都依一定條件相互轉化。於是一些事物產生了，一些事物死亡了。正是由於陰陽的相互推移，六十四卦及其所代表的天地萬物，才由一卦過渡到另一卦，由一種事物過渡到另一種事物。

《周易》作者深深體會到，一切皆動，一切皆變，因此世界上沒有任何一種事物是絕對穩固永恆的，它們隨時都有可能走向自己的反面。以這種觀點來審視人事，就不能不使人們警覺：原來世上的一切，都有可能由於一步不慎而喪於一旦。《周易》作者正是由於認識到這一點，而深深感到不安。故《繫辭下傳》說：「作《易》者，其有憂患乎！」這種憂患意識在否卦中表現得十分強烈。否卦九五爻辭：「休否，大人吉。其亡，其亡，繫於苞桑。」高亨釋「休」為惈。「休否」的意思是對否塞困窘存有警懼之心。

《易》作者認為，這對「大人」是有利的。「其亡，其亡，繫於苞桑」，是對「休否，大人吉」的進一步發揮：時時想著可能陷於危亡，反而會使自己像繫於苞桑那樣更加穩固。

對危亡的警惕和尋找防止危亡的辦法，正是《周易》的一個主題。《繫辭下傳》說：「是故其辭危，危者使平，易者使傾。……此之謂《易》之道也。」基於此，《易傳》作者提出了居安思危的理論。居安思危，就是要人們防患於未然。《文言傳》說：「亢之為言也，知進而不知退，知存而不知亡，知得而不知喪。其唯聖人乎！」提示人們只知進，不知退，只見存，不見亡，便會陷於被動以至失敗。因此，必須懂得進退存亡相互隱伏的道理，處處堅守中正之道，以防向不利的方面轉化。

《繫辭下傳》說：「危者，安其位者也。亡者，保其存者也。亂者，有其治者也。是故君子安而不忘危，存而不忘亡，治而不忘亂，是以身安而國家可保也。」如果沒有防備，安、存、治就可能轉化為危、亡、亂。

《象傳・既濟》說：「水在火上，既濟。君子以思患而豫防之。」既濟卦，離下坎上，離為火，坎為水，故曰水在火上，為陰陽交合之象，象徵其事已成。既濟卦卦辭的末句是：「初吉，終亂。」這是說，開始有所成功，最終卻走向了失敗。因此，《象傳》強調要「思患而豫防之」，不能喪失警惕。這種防患於未然的思想，對中國的政治學、軍事學、農學和醫學、養生學都產生了重要影響。

《繫辭傳》說：「天地之大德曰生」，「生生之謂易」。在《繫辭傳》作者看來，宇宙變易的實質，就在於通過變易而不斷產生新的事物和新的生命。中華文化歷來重生貴人，視人的生命最為珍貴。

孔子曰：仁者「愛人」。（《論語・顏淵》）

老子說：「故道大、天大、地大、人亦大。域中有四大，而人居其一焉。」（《老子》第二十五章）

荀子亦說：「人有氣有生知亦且有義，故最為天下貴也。」（《荀子・王

制》）

儒道諸子對於人的本性儘管有不同看法，但在重生貴人這一點上則是相同的，而這一思想可以追溯遠古。因此，早在儒道產生之前，眾多聖賢就不斷為生命的短暫而嘆息，並為尋找長壽的方法負出了巨大的心血。

中國氣功養生學認為，要想保持健康，延年益壽，必須有居安思危的精神警覺，真正認識到日常修煉的重要性，這也就是中醫學特別強調的預防思想。《素問・四氣調神》說：「是故聖人不治已病治未病，不治已亂治未亂，此之謂也。夫病已成而後藥之，亂已成而後治之，譬猶渴而穿井，斗而鑄錐，不亦晚乎！」應當說，《周易》關於萬物皆變和居安思危的思想，是中國氣功養生學的主要依據和理論前提。

通的哲學意義

「通」是中國哲學的一個重要範疇，只有把握了它，才能理解中國古代哲學的真諦，也才能深入認識中國氣功養生學的機理。易學對「通」這一哲學範疇的確立，作出了重大貢獻。

「通」是道的本質屬性

在中國哲學中，「道」標示宇宙的本體、始原和總規律。而道的本質屬性就是「通」。老子說：「古之善為道者，微妙玄通。」（《老子》第十五章）莊子則直稱道為「大通」。（《莊子・大宗師》）

對於道與通的關係，易學也持肯定態度。《彖傳》和《文言傳》提出「元、亨、利、貞」為乾卦四德。而坤卦亦以「元、亨」為本性。乾卦代表天道，坤卦代表地道，所謂「亨」即通。這一思想被歷代易學家所認同。

西漢揚雄說：「道也者，通也，無不通也。」（《法言・問道》）唐・孔穎達說：「道，謂開通也。」「道體無形，自然使物開通，謂之為道。言乾卦之德，自然通物，故雲乾道也。」（《彖傳・乾》疏、《繫辭上傳》疏）

北宋周敦頤更作《通書》，發明易道太極之蘊，而以「通」名書，表明作者認為易道太極之本旨是通。周敦頤說：「元、亨，誠之通。」（《通書・誠上篇》）朱熹注：「此書與《太極圖》相表裡，誠即所謂太極也。」周子用「誠之通」釋「元亨」，即肯定太極具有「通」的品性。太極在中國哲學中，與道大體相當。周子又說：「誠，五常之本，百行之源也。靜無而動有，至正而明達也。五常百行，非誠，非也；邪暗，塞也。故意誠則無事矣。」（《通書・誠下篇》）明達猶通達，行猶通。是說，誠為萬物通達的根源。誠則至正，至正則萬物通；非誠則邪暗，邪暗則萬物塞。周敦頤的思想，開啟了整個宋明清之道學。

綜上可見，道以通為本質屬性，包含三層意思：道體本身通；道能通萬物；道使萬物通。

順性而通

「通」作為哲學範疇主要包括二義：一是順性而通，一是物物相通。前者屬於歷時性的物自身關係，後者屬於空間中物與物的關係。

順性而通指的是宇宙萬物的大化流行。依照中國古代哲人的看法，整個宇宙運動有如人體，是一個生命過程。

《彖傳》在解釋乾坤二卦之「元、亨」二德時說：「大哉乾元，萬物資始，乃統天。雲行雨施，品物流行。」「至哉坤元，萬物資生，乃順承天。坤厚載物，德合無疆，含弘光大，品物咸亨。」意思是，天地生養萬物，在天地的生化、載育之下，萬種物類「資始」、「流行」，「光大」、「咸亨」。「流行」、「咸亨」即通達、暢茂之意。

《文言傳》說：「元者，善之長也。亨者，嘉之會也。」「乾元者，始而亨者也。」「乾始能以美利利天下。」「坤至柔而動也剛……含萬物而化光。」朱熹注：「亨者，生物之通。物至於此，莫不嘉美。」所說萬物化光，亦「復明亨義」。（《周易本義》）

易學認為，對於宇宙大化流行必須順其方向，從其大勢，否則萬物不能生化，人類也難於生存。因此，「順」的觀念一直是中國古代哲學和中國人體科學的一個重要觀念。如《彖傳・豫》說：「天地以順動，故日月不過，而四時不忒；聖人以順動，則刑罰清而民服。」

程頤《周易程氏傳》說：「聖人所以能使萬物順治，非能為物作則也。」

王夫之《周易外傳》：「天地以和順而為命，萬物以和順而為性。繼之者善，和順故善也。成之者性，和順斯成矣。」

易學家主張對大化流行要「順」，這與現在一般所說順從客觀規律不盡相同。順大化流行的規律，主要是指天地萬物作為整體自然發展所顯示出來的法則和過程，其內涵具有與一般所謂規律不同的特殊性質。它們不僅表現出一定的方向性，而且具有循序逐漸展開的特點。因此，大化流行本身就是一個順的過程。宇宙萬物的氣化，就像有生命的個體一樣，其發育生長是按各自的性與命進行的，是循著一定的方向和程序層層演進的。

順既然是指大化流行的順暢進行，所以順也就是通。《中庸》說：「天命之謂性，率性之謂道。」《管子·君臣上》：「順理而不失之謂道。」率者，循性而動也。循者，順也。性者，理也。道者，通也。順著事物的本性生化即為通。大化流行從循性的角度說是順，從顯性角度說是通。只有循性才能正常生化，從而暢茂顯性，故順是通的前提；只有通達暢茂才能使循性持續進行，從而產生預定的結果，故通是順的條件。通即順其性，順即物自通。

萬物自身之順與人類行為之順，在內涵上自然是一致的。中國古代哲學強調順和通的一個根本特點，就是尊重事物的整體性，尊重事物作為活的機體的率性發展。它所說的性和理主要是指事物作為整體生化運行的規律，這類規律一般總是與時序、環境密切應合，本質上屬於整體性範疇。

物物相通

天地萬物的大化流行不能只是在時間裡進行，它必定還要在空間裡展開。道無不在，通也就無不存。所謂「無不通」，顯然包括萬物在空間中也具有通的屬性，即物物相通。對此，《易傳》有較早的綜合論述。

《文言傳・乾》說：「大哉乾乎！剛健中正，純粹精也。六爻發揮，旁通情也。」孔穎達疏：「六爻發越揮散，旁通萬物之情也。」（《周易正義》）乾卦六爻代表天之純陽之氣，六爻作為一組符號之所以能與萬物相通，是因為天地萬物原本相通。這段話也可理解為，天之純陽之氣與萬物相通。

《繫辭上傳》云：「聖人有以見天下之動，而觀其會通，以行其典禮，繫辭焉以斷其吉凶，是故謂之爻。」爻的屬性和爻與爻的相互關係，正是對天地萬物融會通透關係的反映。

物物相通包括氣通、理通、信通三個方面，致使整個宇宙各個層次，無不相關，各個組成，無不溝連，構成一個真正有機的統一的整體。

宇宙中並存的萬物之間從本質上說是相通的。但是怎樣實現相通？相通的動力和機制是什麼？古代先哲認為這與大化流行在時間過程中的通是一致的。天地陰陽的相互作用同時為萬物順性自通和物物相通開闢著道路：

「天地交而萬物通也。」（《彖傳・泰》）

「天地不交則萬物不通也。」（《彖傳・否》）

「二氣陽入陰，陰入陽，二氣交互不停，故曰『生生之謂易』，天內無不通也。」（京房《易傳》）

為什麼陰陽的相互作用可以使萬物相通呢？首先，陰陽的相互作用就包括事物的陰陽雙方相互交通，這是由陰陽的本性決定的。其次，陰陽的相互作用為物物相通創造了必要的條件。對此，王夫之有一段論述：「以燥合燥者，裂而不得剛；以濕合濕者，流而不得柔。統二用聽乎調，相承而無不可通也。」（《周易外傳》卷七）

王氏以燥濕為例說明，對立事物只有在建立起協調的統一關係之後，才能形成良好的結構而提高它們的品質，發揮更優的功能。有了和諧的關係、良好的結構和高品位的功能，物物方可暢然相通。陰陽以和諧為宗，陰陽的相互作用必定導向和同制化，從而促成萬物相通。故王夫之又說：「陰陽者恆通。」（《周易外傳》卷七）

物物相通與萬物順性自通，構成同一大化流行的兩個方面。由於陰陽交通是萬物生化的根本動力，萬物生化又依賴「出入」「升降」的機制，因此，物物通是實現物自通的前提。沒有物物通，就不可能產生和維持物自通：

「故水火相逮，雷風不相悖，山澤通氣，然後能變化，既成萬物也。」（《說卦傳》）

「天地不通，萬物不蓄。」（《易緯・乾坤鑿度》）

「天地不變，不能通氣，五行迭終，四時更廢。」（《易緯・乾鑿度》）

「二氣不交，物何由生？」「通天地，長於品匯。」（京房《易傳》）

另一方面，古代學者還看到，物的順性自通對物物相通也產生重要影響。《黃帝內經》說：「生因春，長因夏，收因秋，藏因冬。失常則天地四塞。」（《素問・陰陽離合》）萬物自身的正常生化，為世界創造出和諧的秩序，使萬物之間的交通成為可能。如果世界的秩序遭到破壞，物與物之間的交流也就要受到阻滯。總之，物物通與物自通相輔相成，互為條件。

「變則通，通則久」

大化流行從其根本的趨勢說，一定會通，這是歷史的必然。但是，萬物的行進道路並不一帆風順。在它們的命運史上，總要遇到挫折和麻煩。因此，就具體的生命過程來看，又有窮與通的劃分。暢行為通，困阻為窮。通則繁茂昌盛，窮則枯萎衰落。

這裡的通，相對於窮；這裡的窮，相對於通。而就宇宙的總體和本質而言，大化流行，生生不息，一往直前，無所謂窮通，故稱「大通」。具體生命過程中的通和窮都是暫時的，不過是長江萬里中的波瀾和起伏，而且一般說來，通之後會窮，窮之後會通。無論窮通，都是大通即宇宙大化流行的行進形式或表現形態。窮而通，通而窮，由此構成天地萬物的永恆演進。

事物為什麼會出現窮與通的相互轉換呢？《繫辭下傳》說：「易窮則變，變則通，通則久。」指明了窮通過渡的機理在於「易」本身。「《易》以道陰陽。」「易」的過程就是陰陽的對立融合。所以，正是陰陽的相互作用演出了事物行進的窮與通，成為窮通的動因與根據。

依照易學，萬物都有自己的陰陽結構。陰陽的雙方總要順遂天時發生相互作用，造成此消彼長、此長彼消的情形。

一般說來，當陰陽一方長到至高點，相對一方消到最低點之時，事物再也不能照原樣進行下去，於是生化過程就處於「窮」的狀態。經過一段時間，陰陽雙方的關係會發生轉化，即「變」：長的一方變為消，消的一方變為長。這樣，陰陽之間又開始了一輪新的進退，於是事物的運行呈現「通」的狀態，也就進到一個更新的發展階段。當然，外部因素也可能引起事物窮通的改變。但是，一切外部因素也都不會越出天地陰陽的範圍。陰陽消長，無處不然，故萬物的流行總是由通變窮，由窮變通。

《繫辭》所謂「變」，是相對於「化」而言。「變」，專指劇變，包括現代所說的質變；「化」，則指漸變，是為「變」作準備。

《繫辭上傳》說：「化而裁之謂之變，推而行之謂之通。」「一闔一辟謂之變，往來不窮謂之通。」孔穎達疏：「一闔一辟謂之變者，開閉相循，陰陽遞至。或陽變為陰，或開而更閉；或陰變為陽，或閉而還開，是謂之變也。」（《周易正義》）「化而裁之」則意謂，陰陽一方增長到一定程度，會受到另一方的裁節，而被對方代替。此與「一闔一辟」指的是同一個過程。

《內經》說：「夫物之生，從於化；物之極，由乎變。變、化之相薄，成敗之所由也。」（《素問・六微旨》）也是肯定「化」屬於事物漸變階段，「變」屬於事物極而反的質變階段。這樣看來，由窮而通的關鍵在於，通過陰陽的相互作用，事物發生向反面轉化，就是所謂「變」。「化」不到極點不會「窮」，「窮」之後陰陽則會裁節而令事物「變」，因此「通」是一定會出現的。

「通則久」，不是說，由窮變通之後，暢行狀態就會永遠持續下去，以使事物長久。事實上，「通」到一定時候，又會出現「窮」。「通則久」是說，每次出現窮，都能變而通，則事物的生命可以長久。如果窮而不變，死亡將會來臨。但是某一事物的死亡，意味著另一事物的新生。氣化將繼續流行下去。

《象傳・乾》曰：「亢龍有悔，盈不可久也。」這是警告人們，事物不會永遠處於上長趨勢，事物的長久也不在於持之以盈，而是在於適時變通。

《莊子》有言：「千轉萬變而不窮。」（《田子方》）只要肯於轉，善於變，窮就一定可以轉化為通。俗語曰：「車到山前必有路。」道理也在於此。《周易》六十四卦，任何兩卦之間都是變而通的關係。

大詩人陸游吟道：「山重水復疑無路，柳岸花明又一村。」他用詩的意境道出了由窮變通的道理。中華民族從來不被困難嚇倒，總是樂觀、達觀而決不悲觀。熔鑄這種性格的心理奧秘，或許正在於此。

「通」在氣功養生中的應用

一般生命系統模型

中國古代人體科學認為，通是產生生命的契機。《管子・內業》說：「氣，道乃生，生乃思，思乃知，知乃止。」此處「道」即「通」，氣通達了就產生出生命。有了生命會繼而產生思想和智慧，人的智慧是事物發展的頂點，而通是一切生命活動的根本前提。

《內經》依據大化流行，生生不已的宇宙整體觀，研察各種有限器物，提出了一種以「通」為本質特徵的生命系統模型，至今仍極具理論價值和實踐價值。原文如下：

「出入廢則神機化滅，升降息則氣立孤危。故非出入，則無以生長壯老已；非升降，則無以生長化收藏。是以升降出入，無器不有。故器者生化之宇，器散則分之，生化息矣。故無不出入，無不升降。化有小大，期有近遠，四者之有，而貴常守。反常則災害至矣。故曰：無形無患。此之謂也。」（《素問・六微旨》）

氣功養生學依據這一系統模型來理解人體，因而無論有多少種治氣修身的方法，都無一例外地把提高人體上下內外的通透水平，以促進「出入」「升降」的正常進行，作為努力的目標。「通則久」，這一具有普遍性的易學原理，正是氣功養生所遵從的根本法則。

對氣功原理有較早論列的春秋鄭國子產就說過：「節宣其氣，勿使有所壅閉湫底，以露其體。」（《左傳。昭公元年》）「節宣其氣」，即調節疏通體內之氣，使其不積鬱塞滯（「壅閉湫底」）。子產認為，只有這樣，才能保障身體健康不羸。「露」，羸也，瘦也。

今人龐明在介紹「捧氣貫頂法」時指出：「通過姿式的開合和意念導引的配合，引動內氣外放，外氣內收，從而暢通人與大自然中混元氣的聯繫。」「上接天氣，下引地氣，把天空、地中和身體裡的混元氣在肚臍匯合，使人體、天體的混元氣溝通，人和大自然融為一體。」①

可見練氣功可使身體經常保持「通」的狀態，即使出現「窮」，也會「變」而「通」。這樣，生命自可長久。

對物物相通原理的應用

先請看古人的幾條論述：

①龐明：《簡明智能氣功學》，河北人民出版社，一九九一年版，第四二七、四二八頁。

「孔竅肢體，皆通於天。」（《淮南子・天文訓》）

「夫自古通天者，生之本，本於陰陽。天地之間，六合之內，其氣九州、九竅、五藏、十二節，皆通乎天氣。」（《黃帝內經・素問・生氣通天》）

「上古聖人，論理人形，列別藏府，端絡經脈，會通六合。」（《黃帝內經・素問・陰陽應象》）

這些話表明，人體之所以與其生活的大環境構成統一的整體，就是因為人體與天地四方有著普遍多樣的相通關係。

《淮南子・精神訓》說：「精神盛而氣不散則理，理則均，均則通，通則神，神則以視無不見，以聽無不聞也，以為無不成也。」精神旺盛而不外泄，就會使臟腑氣血有條不紊，協調有序，呈現通暢無塞的健康狀態。這樣，機體的各項功能會得到正常發揮，機體與外界的聯繫也會順暢進行。

因此，中國人體科學特別注重考察人體與生活環境、人體各組織器官之間具體的通應規律，作為臨床和養生的依據。發現和研究這種通應規律，正是中國人體科學的重要特點和特殊貢獻。如《黃帝內經・素問》曰：「天氣通於肺，地氣通於嗌，風氣通於肝，雷氣通於心，谷氣通於脾，雨氣通於腎。」指出了自然界的不同因素，會依「同氣相求」的原理而對體內的相應臟腑，發生作用和影響。中醫學認為，五藏配屬五時、五方，即肝屬春、東，心屬夏、南，脾屬長夏、中，肺屬秋、西，腎屬冬、北。這種配屬關係表明，五時五方之氣分別與五藏相應相通，從而形成一定的生理和病理關係。

又如《黃帝內經・靈樞》：「腰以上為天，腰以下為地，故天為陽，地為陰。足之十二經脈，以應十二月，月生於水，故在下者為陰。手之十指，以應十日，日生於火，故在上者為陽。」人體之腰以上為陽，與屬陽的天、日、火相通。腰以下為陰，與屬陰的地、月、水相通。足在腰以下，故足之十二經脈與十二月相通；手之十指在腰以上，故與十天干命名的十日相通。

古代醫家還發現，人體的肌膚、腠理、毛髮、血氣與月相、潮汐、五星、大氣環流等有通應關係。各個腧穴的開闔則與晝夜時辰相通。故《素問・至真要》云：「天地之大紀，人神之通應也。」

飲譽世界的中國陰陽時間醫學和發祥很早的中國古代地理人類學，在很大程度上就是由尋找這種通應關係而建立起來的。除了人體與環境因素相通以外，中國人體科學對人體內部的各種通應關係也作了許多研究，構成藏象經絡、氣血津液理論的重要內容。如認為，肝與膽、心與小腸、脾與胃、肺與大腸、腎與膀胱相表裡。肝，其充在筋，其華在爪，開竅於目。心，其華在面，其交在血脈，在竅為舌。脾，主身之肌肉，其華在唇，開竅於口。肺，主氣，其華在皮毛，開竅於鼻。腎，主骨髓，通於腦，其華在髮，開竅於耳和二陰。所謂「表裡」、「其充」、「其華」、「開竅」，都是指某種確定的通連關係。依中國人體科學，心主神明，係「君主之官」，為人體生命活動的主宰。

《素問・靈蘭秘典》云：「凡此十二官者，不得相失也。故主明則下安，以此養生則壽，歿世不殆，以為天下則大昌。主不明則十二官危，使道閉塞而不通，形乃大傷，以此養生則殃，以為天下者，其宗大危。」這裡提出「使道」概念及其通塞問題，並以「心」與「君主」相比類，表明古人認識到，「心」作為全身的中樞，對各組織器官有控制和協調的功能。這種功能以信息反饋為基礎，而信息反饋依靠「使道」暢通。「使道」即信道。信道無阻，「心」與全身組織保持經常的信息傳遞，是正常生命和長壽必不可少的條件。

醫家和養生家的這一理論可能來源於儒家的上下交通說。「上下交而其志同也。」（《象傳・泰》）「上下不交，而天下無邦也。」（《象傳・否》）古人將這一社會控制原理移用到人體，強調「主明」和「使道」暢通對健康具有要意義。

易學主張，天地萬物通則暢茂，塞則枯萎。古代醫家應用此理，將血氣的通與塞作為劃分生理與病理的分界。張仲景說：「若五藏元真通暢，人即安和。」（《金匱要略・藏府經絡先後病脈證》）醫家認為，很多疾病都與陰陽血氣阻塞有關，而治療則在於設法疏導積鬱，恢復氣血的流通。

《呂氏春秋・達鬱篇》寫道：「凡人三百六十節，九竅五藏六府。肌膚欲其比也，血脈欲其通也……精氣欲其行也。若此，則病無所居，而惡無由生矣。病之留，惡之生也，精氣鬱也。」精氣鬱結，血脈不通乃病之根源。此種觀點在戰國時代已廣為醫家所採。

如扁鵲為虢太子療疾，指認其病為「尸蹶」，病理在於「陽脈下遂，陰脈上爭，會氣閉而不通」，「故形靜如死狀」（《史記・扁鵲列傳》）。扁鵲利用針、熨、湯劑，疏通「會氣」，使虢太子「死」而復生。據《神農本草經》載，很多藥物都有「蕩滌五藏六府，開通閉塞」，「利九竅，通血脈」的功效，這正是它們治癒疾病的藥理所在。

古代學者依據以上分析提出，養生之道也主要在於恆常地維持人體氣血的通暢。《易傳》提出的「通則久」，成了中國養生學遵奉的基本法則。歷史久遠的導引行氣，就是促進氣血在體內通暢循行的健身方法。子產曰：「君子有四時，朝以聽政，晝以訪問，夕以修令，夜以安身。」（《左傳・昭公元年》）表明，養生不僅要勞逸結合，勞作也應適時變換，以後事改前心。這樣就可以使氣宣通，不會塞阻。

《呂氏春秋・盡數篇》：「流水不腐，戶樞不螻，動也。形氣亦然。形不動則精不流，精不流則氣鬱。」氣功養生術不論是靜功還是動功，不論採取何種形式，提出何種規定，歸根到底，是要促進氣血的流動，令其暢然。如養生家歷來反對暴飲暴食，主張「食莫若無飽」，因為飽則胃充，胃充則胸腹滿悶，「氣不通於四末」（《管子・內業》）。

《呂氏春秋・先己篇》說：「嗇其大寶，用其新，棄其陳，腠理遂通，精氣日新，邪氣盡去，及其天年。」氣血流通與體內的新陳代謝，相輔相成，互相促進。此二者正常進行，是祛病長壽的保證。

✖對順性而通的應用

人體發育生長，氣血流通，與宇宙萬物的運化一樣，是朝著一定方向，遵循一定程序的。因此，養生和治療必須遵守「順」的原則。只有做到順，經脈氣血方可暢通，病邪之氣方可祛除。《行氣玉佩銘》云：「順則生，逆則死。」《黃帝內經・靈樞・師傳》：「夫治民與自治，治彼與治此，治小與治大，治國與治家，未有逆而能治之也，夫惟順而已矣！」

前面提到，宇宙萬物的率性展開，就是物自身順性而通的過程。養生家主張循順人體作為活的整體的本性，進行正常的生長發育，以盡天年。這順也就是歷時之通。通和順是統一的，不過是同一氣化過程的兩個方面。順的原則，仍舊是通的思想。

中醫學很早就提出，腎是人體生長發育的控制器官。認為腎稟受父母遺傳之精氣，在後天水穀的充養下，具有控制人體發育的功能。

《素問・上古天真》說：「女子七歲，腎氣盛，齒更發長。二七而天癸至，任脈通，太沖脈盛，月事以時下，故有子。三七腎氣平均，故真牙生而長極……七七任脈虛，太沖脈衰少，天癸竭，地道不通，故形壞而無子也。丈夫八歲，腎氣實，髮長齒更。二八腎氣盛，天癸至，精氣溢瀉，陰陽和，故能有子。三八腎氣平均，筋骨勁強，故真牙生而長極……五八腎氣衰，發墮齒槁。……八八則齒髮去……而無子耳。」

這就告訴人們，男女自幼至長至壯至老的生命過程，確實是一個率性順行的過程。在這個過程中，經由腎氣的控制，前後有著一貫相通的關係。無論治療和養生，對於人體率性順行的生長發育，必須尊重和保護。

第二章　圜道：行氣養生的規律

《周易》認為宇宙萬物所遵守的最普遍的規律是圜道。圜道是天地人一切事物運動變化的基本形式。圜道即循環之道，凡是首尾相銜的過程都是循環運動，都屬於圜道的範疇。圜道觀認為宇宙和萬物永恆地循著周而復始的環周運動，一切自然現象和社會人事的發生、發展、消亡，都在環周運動中進行。

圜道觀是易學和中國傳統文化最根本的觀念之一。

《周易》圜道觀

圜道觀的展開論述見於《呂氏春秋‧圜道篇》，但圜道意識可以溯源遠古。反映夏代科學水平和社會生活的《夏小正》（收錄於《大戴禮記》），記述了物候、天象和農事活動的許多周期變化，已經包含著圜道思想。在現有的典籍中，《易經》首次以明確的文字形式並結合卦象將這種觀念自覺地表述出來。

《周易》書名和卦爻辭中的表述

《易經》之圜道觀，首先見於書名。《周易》書名之義，解釋有不同。據史書，夏有《連山》，殷有《歸藏》，周有《周易》。《連山》、《歸藏》、《周易》都是卦書。《連山》以艮卦為首，艮為山。《歸藏》以坤卦為首，坤為地。東漢鄭玄《易贊》曰：「《連山》者，象山之出雲，連連不絕；《歸藏》者，萬物莫不歸藏於其中。」《連山》、《歸藏》之書名，都是對各自首卦義蘊的闡釋。由此可以推認，《周易》並非如唐人孔穎達所云「《周易》稱周，取岐陽地名」（《周易正義》），故「周」乃周朝之謂。依筆者之見，《周易》之名亦應是對其首卦乾卦的義解。

根據先秦兩漢典籍對「周」字的使用可知，「周」字在當時具有「幣」、「旋」、「環」、「繞」、「復」等義。《繫辭下傳》曰：「變動不居，周流六虛，上下無常，剛柔相易。」此中「周」字即作「環」、「繞」解。意思是，陰爻和陽爻在六個爻位上環轉流行，終而復始，運動不止。

「易」解很多。「周易」之易，據《繫辭傳》：「《易》者，象也。」「在天成象，在地成形。」「縣象著明莫大乎日月。」可見「易」作為「象」，其最大最明者，為日月的運行。漢代人也大多以日月釋「易」。如許慎《說文解字》：「日月為易，象陰陽也。」《易緯‧乾坤鑿度》：「易名有四義，本日月相銜。」鄭玄：「易者，日月也。」（《鄭氏佚書》）《周易參同契》：「日月為易，剛柔相當。」

《周易》以乾卦為首。《說卦傳》：「乾為天，為圜。」東漢劉熙：「天易謂之乾。乾，健也。健行不息也。」（《釋名‧釋天》）依據上面的分析，《周易》書名正是對「乾」之大義的闡發，意謂日月旋轉，繞行周天。《繫辭下傳》曰：「日往則月來，月往則日來，日月相推而明生焉。寒往則暑來，暑往則寒來，寒暑相推而歲成焉。往者屈也，來者信也，屈信相感而利生焉。」

這段話可看作是對《周易》書名義蘊的發揮，表明萬物生生不已正是在日月、寒暑、屈伸，即陰陽的往復循環中才得以實現。因此，循環即圜道乃是易學家心目中最重要的規律之一。

在自然界和人類生活中，許多事物表現為周而復始的循環，四時、晝夜、生死等等。《易經》作者對此已有深刻的多方面的觀察和了解。

如明夷卦上六爻辭：「不明，晦。初登於天，後入於地。」這裡說的是，太陽早晨升起，則天明，夜晚降落，則天黑。太陽升落，晝明夜暗，循環不已。最著名的一段表述循環論思想的話見於泰卦九三爻辭：「無平不陂，無往不復。」這句話顯然不光是指地形和行旅，而是肯定萬事萬物都處於平陂往復的循環之中。類似的論述還有復卦卦辭：「反覆其道，七日來復。」朱熹解釋說：「『反覆其道』，往而復來，來而復往之意。」（《周易本義》）這裡所謂「反覆」，也不限於行旅，而是泛論一切事物都遵循往返循環之「道」。

卦爻象中的表述

按照後來易學家們的解釋，設立六十四卦，是對宇宙萬物運動變化的模擬。而圜道觀則體現在《易經》所有六十四卦之中。主要表現如下：

一、表示事物對立屬性的陽⚊陰⚋二爻，是相互循環轉化的。

這一思想首先表現在六十四卦之陽爻標以九，陰爻標以六。依照筮法，對「大衍之數」行筮之後則得七、八、九、六。七、九為陽，八、六為陰。七為少陽，九為老陽；八為少陰，六為老陰。七八不變，六九變，因六、九為老，老則極，極則反。《易經》以九示陽，以六示陰，正是要表明，六十四卦之陰陽諸爻，皆可轉化成自己的對立方面。

二、《易經》卦序所顯示的對偶關係說明，六十四卦之每一卦都進行著獨自的循環運動。

《易經》六十四卦的排列順序是有一定規則的。孔穎達指出：「今驗六十四卦二二相偶，非覆即變。覆者，表裡視之，遂成兩卦……變者，反覆唯成一卦，則變以對之。」（《周易正義・序卦傳》）

所謂「表裡視之，遂成兩卦」，就是將某一卦象從正面看後，視卦人再轉到與原來相對的位置上去看，則另成一卦。《易經》將這樣的兩卦並列而使其相鄰，排入六十四卦。如屯卦䷂與蒙卦䷃，需卦䷄和訟卦䷅等等，就屬這樣的關係。孔穎達此言雖然解釋得通，但不符合《易經》原義。說「覆」是對的，但不是看卦人掉轉視角，而是卦象以自身正中為圓心，旋轉一百八十度後，則生成另一卦。《易經》作者將這樣的兩卦分前後排在一起，共計五十六卦。其用意在於強調卦自身在做循環運動。相鄰二卦的對偶關係，乃是卦的循環運動的表現。

關於卦自己做循環運動，可由泰、否二卦卦辭證明。泰卦䷊和否卦䷋互為覆者，成為一對，排在第十一和第十二位。泰卦卦辭：「小往大來。」否卦卦辭：「大往小來。」在《易經》中，坤陰為小，乾陽為大。上位為遠為外為表，下位為近為內為裡。泰卦「小往大來」，說的是由三個陰爻組成的坤由下位旋轉到了上位，由三個陽爻組成的乾由上位旋轉到了下位。否卦則相反。據《易經》卦辭可見，泰、否二卦是自身互為倒轉關係而排在一起，並非「表裡視之，遂成兩卦」。

除上述關係外，其餘八個卦，即乾䷀和坤䷁，坎䷜和離䷝，頤䷚和大過䷛，中孚䷼和小過䷽，以自身中點為軸心旋轉一百八十度後仍為自身，不能產生新卦。之所以把它們兩兩成對排在一起，是因為成對之卦所含六爻一一對應，而陰陽屬性剛好相反，因此，它們具有同位爻性循環轉換的關係，即孔氏所謂「變以對之」。

三、六十四卦處於整體大循環中。

既然每卦之任一爻，都可以由陽變陰或由陰變陽，五十六卦又各自做循環運動，而轉換成自己的對偶卦，所以六十四卦之間，是相互溝通的，每一卦都可以過渡到其它任何一卦。這也就是前章所謂「變則通」的關係。在爻卦無窮的變易運動之中，就必然地形成了六十四卦的整體循環。對此，《易經》雖然沒有用文字點明，但從六十四卦的排列可以斷定，它包含著這樣的思想。

六十四卦以乾坤二卦開端，以既濟未濟二卦終結，其餘代表萬事萬物的六十卦居中，意謂乾坤處於往復無窮的循環交流之中，於是產生萬事萬物。天地萬物運動變化，成而毀，毀而成，無始無終。這表明天地是一個大循環，每一具體事物是一個小循環，事物與事物之間有著循環轉化的關係，分別構成不同種類的循環圈。所以它們又被納入到乾坤轉化的大循環之中。這個大循環套小循環的宇宙過程，《易經》主要是用卦象和卦序這種特殊語言來表述的。

在易學家們看來，天地、日月、四時、晝夜、陰晴……無不在按部就班地作各自的循環運動，一切生物和人事唯有在這循環運動中得以生化發展，走完自己的歷程。世間所有變遷，都是循環式的運動。「無平不陂，無往不復」，這是《易經》作者對世界運動的最高概括，是中華民族出自內心深處的體驗，是中國第一部哲理性著作向人們展示的第一法則。

對此，《易傳》給予了積極的肯定。《象傳》曰：「『無往不復』，天地際也。」確認往復循環是天地萬物遵循的客觀規律。

圜道是陰陽變易的形式

《周易》認為，一切矛盾都應在循環的流通過程中解決。如果事物的循環動轉暢然無阻，順利完成，那麼就會產生於人於物有利的結果。復卦比較集中地表述了這一思想。復卦䷗與剝卦䷖為對偶卦象。這兩卦相鄰，剝卦在前，復卦在後。一名「剝」，一名「復」，表示陽氣被陰氣一層層剝落，以至陰極反陽，陽氣重又在初爻復甦。復卦卦辭曰：「復，亨。出入無疾，朋來無咎……利有攸往。」這就清楚地告訴人們，能順利完成往復循環，則一切吉利。出入、交往、辦事，都會成功。因為循環之路，即法則之軌。遵從法則，就為成功創造了條件，故「利有攸往」。《彖傳》曰：「『復』，其見天地之心乎！」斷定宇宙規律的核心是循環。在這一問題上，《彖傳》作者和《易經》的觀點是一致的。

上述思想在履卦䷉中也有明顯表現。履卦九五：「夬履，貞厲。」接後，上九：「視履考祥，其旋元吉。」意思是，經過仔細觀察和周詳考慮，結論是唯有實現循環旋轉，才能化厲為夷，得其大吉。孔穎達疏：「旋，謂旋反也。上九處履之極，下應兌說，高而不危，是其不墜於履而能旋反行之，履道大成，故元吉也。」（《周易正義》）朱熹注：「周旋無虧，故得元吉。」（《周易本義》）履卦旋轉後得小畜卦䷈。前者的上爻則成為後者的初爻。小畜初爻：「復自道，何其咎，吉。」此句正與履卦上九爻辭呼應，申明自己遵守循環之道反轉而來，那還有什麼不好呢，當然是吉。又如解卦䷧，其偶卦為蹇卦䷦，蹇訓難，解與蹇相反，為困難之克服。解卦卦象坎下震上，坎為雨，震為雷，此卦象象徵天地之氣循環交匯，形成雷雨，而一切矛盾的解決，困難的排除，正在天地陰陽之氣循環流轉之時。

故《彖傳》曰：「天地解而雷雨作，雷雨作而百果草木皆甲坼。」

《易經》認為，事物的循環往復，有一定的周期性和階段性。復卦卦辭說：「反覆其道，七日來復。」朱熹注：「七日者，所占來復之期也。」（《周易本義》）復卦關於循環一周再開始的期限為「七日」，大概是因為卦有六爻，每一爻標示事物發展的一個階段，經過六個發展階段，就完成了它的演進歷程，然後再回到初爻，開始一個新的周期。可見《易經》以六為一周期，所謂「七日來復」，正是指下一個周期的初始階段。「七日」不可理解為七天，而是指第七個變化階段。這種「以六為節」，認為一切事物的完整歷程分為六個發展階段的思想，對後來的哲學與科學有一定影響。

圜道觀的重新評價

圜道觀自《周易》頗為系統地表述出來之後，便廣泛地散播開來。從哲學玄想到藝術創作，從科學研究到宗教信仰，從時空意識到歷史學說、人生價值，從宇宙理論到農業、手工業技術……幾乎凡是有中國傳統文化的地方，都可以發現循環觀念的蹤跡和影響。

多年來，學術史家一觸及到中國古代循環論思想的表現，往往只是扣上一頂「形而上學」、「機械論」之類的帽子，再批判幾句拉倒。循環論似乎一無是處，純屬錯誤，完全是人類思維的消極產物，而且是中國文化中的一個孤立現象，一種偶然的觀點，一個無傷大雅的局部。其實，這樣看是很不全面很欠妥當的。循環既然被視作客觀法則，而且是「天地之心」，那麼，古代學者自然而然要把圜道觀置於最重要的位置。事實上，圜道很早就成為中國古人的一種牢固的思維習慣，作為一種內在的因素，滲透到精神文明的各個方面，而與整個中國文化熔鑄一爐。中國文化的諸多品性，或是循環觀念的派生物，或者與其有密切關聯。在這個意義上完全有理由說，沒有圜道觀，也就沒有今天我們所看到的如此模樣的中國傳統文化。它充分表現了中國思維特色，諸如陰陽、五行、八卦、六爻等影響深遠的學說，就深深體現著圜道觀念。應當說，中國傳統思維的優點與缺點，成功與不足，幾乎都與圜道觀有一定關聯。

圜道觀無疑有其消極的錯誤的方面，但這種觀念也有其正確的因素和一定的適用範圍。宇宙本來是圜道和直線統一。因此，圜道觀在中國認識史和文化史上所起的作用是複雜的，多層次多方面的，必須做細緻具體的分析。應當對圜道觀重新評價。

必須看到，循環運動無論在自然界、人類社會、技術領域和人類思維之中，都是大量存在的事實。試問，沒有地球上的物能循環，哪有大自然的生生化化？沒有血液循環，哪有動物和人？沒有反饋循環，哪有控制系統？……所以對循環觀點的全盤否定是完全錯誤的。這裡需要說明的是，事物沿圜道運行，並不意味永遠固守同一個循環圈。由於各種因素的影響，事物可以由一個循環跨入另一個循環；同一個循環內也可容入新的內容，但仍是循環。

一般地說，凡是首尾相接的運動就是循環。有內容不變的或基本不變的循環，也有內容發生明顯變化的循環。

循環既然是大量存在的，圜道觀就不可能與螺旋式上升相抵觸。到處可以看到，在大的循環中，經歷著眾多小的螺旋式上升；在大的上升過程中，又容納了眾多小的循環式運動。

循環與螺旋式上升本是相互包含、相互補充的關係。不僅如此，依據現代宇宙演化論、現代物理學和系統科學，從大宇宙的角度觀察，循環運動較之上升運動則更為根本，更為基礎，也更為普遍。上升運動，即發展，卻只不過是小小的局部。因為除了上升，還有下降，即退化，還有極大量無所謂升降的運動。而所有這些都離不開循環。應當承認，循環是萬物運動、變化和發展的基本形式之一。許多上升運動是經過不斷的循環來實現的。

圜道觀與氣功養生

圜道觀對中國古代人體科學和氣功養生學產生了深刻影響。

人體循環結構

中醫學和氣功學對人體的研究是在圜道觀的指導下進行的。中醫學和氣功學的人體理論模型有兩項突出的內容：一是以五臟為核心的五行循環，一是氣血沿經絡的循環。關於人體五行循環。中國人體科學認為，肝、心、脾、肺、腎五臟分屬木、火、土、金、水五行（見表一）。膽、小腸、胃、大腸、膀胱五腑，目、舌、口、鼻、耳五竅，筋、脈、肌肉、皮毛、骨五體，怒、喜、思、悲、恐五情，呼、笑、歌、哭、呻五聲等又分屬五臟，構成人體的五行結構。它們之間依據木生火、火生土、土生金、金生水、水生木；木剋土、土剋水、水剋火、火剋金、金剋木的五行關係（如圖一），發生相生相勝的功能與信息的聯繫，形成複雜交錯的循環性網絡。

表一　五行歸類表

五音	五方	五味	五色	五氣	生化	時令	五行	五臟	五腑	五竅	五體	五情	五聲
角	東	酸	青	風	生	春	木	肝	膽	目	筋	怒	呼
徵	南	苦	赤	暑	長	夏	火	心	小腸	舌	脈	喜	笑
宮	中	甘	黃	濕	化	長夏	土	脾	胃	口	肌肉	思	歌
商	西	辛	白	燥	收	秋	金	肺	大腸	鼻	皮毛	悲	哭
羽	北	鹹	黑	寒	藏	冬	水	腎	膀胱	耳	骨	恐	呻

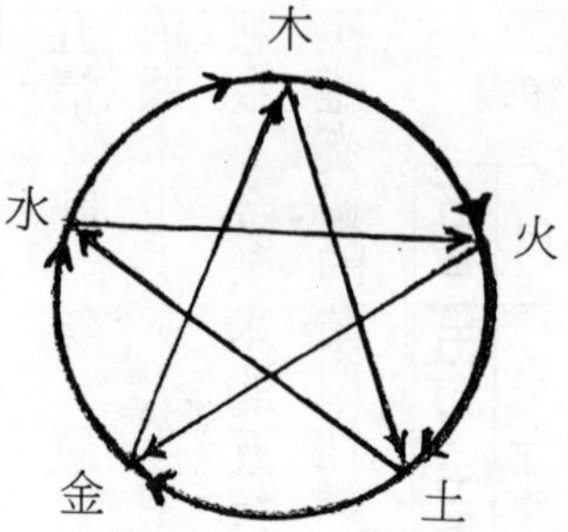

圖一　五行生剋圖

關於氣血循環。中國人體科學認為，氣血在人體內不停地流動，沿經脈運行，循環往復，周而復始。《靈樞‧營衛生會》說：「人受氣於穀，穀入於胃，以傳與肺，五藏六府，皆以受氣。其清者為營，濁者為衛，營在脈中，衛在脈外，營周不休，五十而復大會。陰陽相貫，如環無端。」依據《靈樞‧營氣》篇的論述，氣血循行十二經脈並連通督、任二脈的順序如圖二。

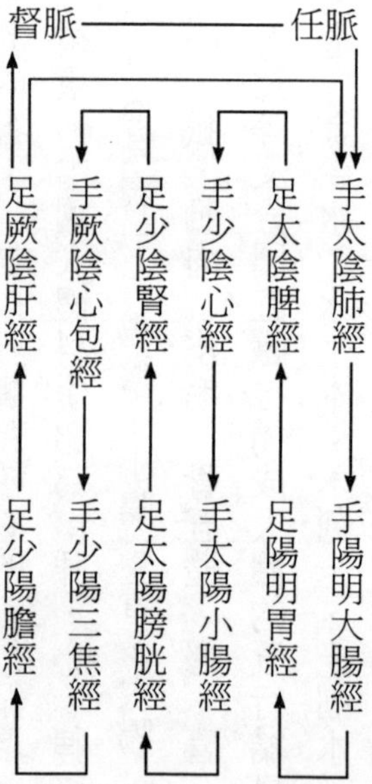

圖二　氣血經脈流注次序圖

人體五行循環和氣血循環理論是氣功養生學的基礎，其發現和制定經歷了相當長的時間，大約在西漢成熟定型。那時圜道觀早已普遍流行。在古人看來，人身既然是一個小宇宙，其周身氣血和各部機能，必定與天地相應而構成自身的循環。因此可以肯定，在創建上述人體理論模型的過程中，是受到圜道觀的啟示的。另一方面，人體五行循環和氣血循環的發現，也為圜道觀增添了新的論據。

氣功理論中的圜道

所有氣功理法幾乎都離不開真氣在體內合乎規律的循環運行。現以小周天、大周天為例加以說明。

小、大周天是道家氣功和醫家氣功都加以推崇的重要功法，屬內丹術功法中兩個不同階段。內丹術是中國氣功養生學的重要組成部分，以東漢魏伯陽《周易參同契》和北宋張伯端《悟真篇》為理論依據，包括「煉精化氣，煉氣化神，煉神還虛」三個階段。在煉精化氣階段，行小周天。小周天起於活子時，此時精、氣、神發動。在意念的促動下（也有人不主張加用意念，單靠守丹田而致內氣自發運行），內氣起於下丹田，沿督脈逆行向上，再循任脈流下，至下丹田止，行走一周，為煉藥一次。在整個循環過程中，須通過尾閭、夾脊、玉枕「三關」，泥丸、黃庭、下丹田「三田」和上下鵲橋等八處關口。所謂上下鵲橋，即督任二脈在人體上部和下部的銜接處。小周天又稱子午周天、取坎填離、河車升降、坎離交媾等，都是一個意思。目的是煉成外藥，將後天精氣返還先天精氣，使先天精氣得到充實和加強。

大周天屬於煉氣化神階段。大周天起於正子時。此時外藥內藥均已煉就，並會合凝結成大藥。依醫家氣功，大周天也是內氣在體內環周運行，不過範圍比小周天大。其循行路線因人而異，或走十二正經，或行奇經八脈，或在任督二脈之外，再連通一、二條經脈。煉大周天的目的是進一步使氣、神相凝，心神靜定，由有為進入無為，達到一切順其自然。

事實上，小、大周天和其他幾乎一切功法功理，都直接或間接地以精氣神在體內按一定線路循環運行為基礎。這是因為人體本身原是一個循環結構，精氣神有規律的循環，是正常生理和心理的必備條件。而且，圜和通有著深刻的內在聯繫。如前所述，道的本性是通，通與圜密不可分。通必圜，圜方通，沒有圜就沒有長久維持的通。《繫辭上傳》曰：「一陰一陽之謂道。」一陰一陽即一闔一辟，一往一復之循環。又曰：「一闔一辟謂之變，往來不窮謂之通。」通只有在一闔一辟、一往一來的循環中才能實現。而沒有通，也就沒有圜，沒有氣化流行，沒有了生命。氣功鍛鍊促進精氣神的循環運行，其目的正是為了使身體充分通透，並在此基礎上開掘人的潛能，不斷實現生命的自我超越。

自我調控以圜道爲基礎

氣功作為一種養生方法，主要是通過自覺地鍛鍊意識，提高心神的自我調控功能，從而達到祛病健身，增強智慧，完美德性。

人是一個自控系統，心神是這個系統的控制中樞，對人體各部具有反饋調節的功能。氣功正是以此為依據，將優化心神作為修養性命的核心。《內經》說：「主明則下安，以此養生則壽。」「主不明則十二官危……形乃大傷，以此養生則殃。」（《素問・靈蘭秘典》）強調「主」（心神）明，是養生的關鍵。而「主明」，即心神的調控功能正常並不斷得到加強。

中國古代學者之所以能夠在世界上率先認識到反饋調節原理，與圜道觀有密切關係。《呂氏春秋・圜道篇》曾把社會管理的過程，即君主頒布政令，收集反應，再修善政令以實現正確管理的過程，看作「圜道」法則的體現。並緊接著寫道：「人之有形體四枝，其能使之也，為其感而必知也。感而不知，則形體四枝不使矣。人臣亦然，號令不感，則不得而使矣。有之而不使，不若無有。」這就是說，君主管理社會依靠反饋調節，心神管理形體四肢，同樣依靠反饋調節：形體四肢所受刺激能傳導至心，心發布命令也能傳導至形體四肢，這樣心才能了解外物，形體四肢才能聽從心神的指揮。這一「感而必知」的過程包括雙向傳導，亦「圜道也」。

路·馮·貝塔朗菲說：「反饋系統中的因果鏈……只是加了一個反饋環路，因而變成循環的因果關係。」①可見，反饋調控以循環的因果鏈為基礎，說到底，就是對作用的一種特殊的反作用，表現為一個閉合回路。在此回路中，包含著互為因果的循環結構。換言之，如果沒有循環往復，就不會出現反饋和調節。所以堅持圜道觀，促進了對系統內部反饋調節的認識。而有了人體反饋調控的發現，才

①貝塔朗菲：《一般系統論》，社會科學文獻出版社，一九八七年版，第一三五頁。

有了對心能實質的理解和高度重視，也才有了氣功養生理論。

關於人體生化可逆性原理

此一原理是中國氣功養生學的重要理論。氣功家們認定，透過練功，人的生理和心理能夠產生逆向性變化，由後天返回先天，從而重返童真。《易經》大過卦有「枯楊生稊」和「枯楊生華」二語，表明古人對生物反枯為榮的現象早有觀察。而氣功正是要把自然界的這種自發現象，變為人身的自覺行為。老子曰：「專氣致柔，能為嬰兒乎？」（《老子》第十章）魏伯陽曰：「金來歸性初，乃得稱還丹。」（《周易參同契》）都是這個意思。

古今大量的氣功養生實踐，證實了這一理論的正確性和可行性。現代氣功科學通過實驗和精密儀器測試也確認，人體的一些生化指標借助氣功能夠向年輕化的方向逆轉。明人鄭瑄說：「目視耳聽，鼻息口氣，大小便，俱從前降，順也；反視內聽，納息緘舌，返精煉便，俱從後升，逆也。人人皆順，能逆者有幾？《易》曰：『艮其背』。其義玄矣。」（《昨非庵日纂》卷七《頤真》）意思是氣功的各項運作由於與日常生理功能的發揮逆向而行，故能夠產生返本還元的功效。鄭瑄認為，這正是艮卦卦辭「艮其背」的深義。

中國氣功養生學的古代理論家們為什麼能夠提出人體生化可逆性原理？這一原理與「順性而通」是不是矛盾？清代傅金銓說：「去而復來回旋不斷曰返；先天失落，今又自外返內曰還。」（呂岩《沁園春詞》注）從這段話可以看出，除了氣功實踐的卓著成效以外，圜道觀對於這一原理的提出，是起了推動作用的。而且，從圜道觀看來，「返本還元」與「順性而通」，不僅不衝突，竟然是完全統一的。

我們說過，圜道即首尾相貫，終而復始的運動，與直線式運動有著本質區別。直線式運動的方向永不改變。在運動過程中，前為因，後為果，二者的因果關係不會調轉。因此，運動的結果距離運動的始因會越來越遠。而圜道運動就不同了，其運動方向隨時都在改變，在運動過程中，原因和結果互相轉化。圜道上的任何兩點，都互為因果。因此，始點就是終點，終點又是始點。

按照這樣的觀點理解宇宙過程，所謂順從大化流行，就有可能不斷地回復到運動的發端。可見，人體生化返還逆轉與順性而通從根本原則上說來，是可以相融的。特別是，像那種「一闔一辟」、「一往一來」式的圜道運動，至少從形式上看，其順性向前和逆性向後原本是合而為一的。

但是，至今為止，我們還未曾見到，也不能證明一個人會完完全全回復到嬰兒狀態。真正的循環似乎只存在於物質的大循環中。不過，據易學講，在代表宇宙過程的六十四卦的每一卦中，大循環包含著許許多多相互交錯的小循環結構。

由此我們可以設想，在人體這個超巨系統中，一定隱匿著許許多多循環的可能性。如果有選擇地尋找並設法實現其中的一些循環，就有可能在順從人體和宇宙大化流行的同時，使人體內的某些重要生化指數，向童真的方向返還。而這些特定的循環，平時是潛藏的，關閉的，需要我們發現和巧妙地啟動。這正是氣功科學研究的領域。

《陰符經》曰：「天生天殺，道之理也。天地，萬物之盜；萬物，人之盜；人，萬物之盜。三盜既宜，三才既安。故曰：食其時，百骸理；動其機，萬化安。人知其神之神，不知其不神之所以神也。日月有數，大小有定，聖功生焉，神明出焉。其盜機也，天下莫能見，莫能知。」盜者，暗取也，非其所取而取之。此處之「盜」則是指，於一般自然而成的已經顯露出來的大化流行之外，巧妙地獲取或利用自然界中幽隱著的有益之物。

《陰符經》認為，常人只知道那些暴現於外的平時就在運轉進行的機能和過程，即所謂「人知其神之神」，而不了解那些幽隱的平時處於關閉狀態的機制和潛能，更不知道如何把它們開發出來，即所謂「不知其不神之所以神也」。有用的「不神之所以神」，而揭示並開發那些相關的正是聖人的功勞所在。一旦那些不神之神得以神，即「神明出焉」，則百骸理，萬化安，生命向童真返還，那時「天殺」就會轉為「天生」。

此即所謂盜天地之機，而這天地之機，其實質即潛藏於人體之內而能實現返本回元的大小循環。

在這裡，需要順便指出，在現實的世界中，循環式運動與直線式運動的關係，二者如何對立，又如何統一，是一個尚待深入研究的複雜難題。

氣功養生突出內因

這主要表現在：

一、中醫學認為，人生病的原因一般來說，主要在於人體內部。《內經》提出：「邪之所湊，其氣必虛。」（《素問‧評熱病》）「風雨寒熱，不得虛，邪不能獨傷人。」（《靈樞·百病始生》）清人高士宗亦曰「人身本無病也，凡有所病，皆自取之。」（《醫學真傳》）這種病因理論充分說明了養生健體的必要，將治氣強身置於預防工作的首位。

二、氣功是向內用功。《素問·上古天真》說：「精神內守，病安從來？」所謂「精神內守」，包括使意識向內與自己的生命相合，即法道清淨，神不外馳；同時還包括將意念向內集中，貫注一個與自身生命有關的目標。向內用功，是氣功的根本特點之一。道家內丹功強調，益壽健身之內丹，其「藥」其「火」，都在自家體內，無須外求，但要「凝神以待，乃能採之，調息以守，乃能煉之，精盡化氣，腹內充實，而內丹可結矣。」①這種功法也充分體現了重視內因的思想。

三、強調養生延年主要靠自己的努力，而不能依賴別人給自己發氣補身。道家氣功還指出「我命在我不在天」的重要思想②，極大地增強了人們養生延年的信

①李西月：《道竅談·採煉妙用》。
②陶弘景：《養生延命錄》卷上。

心。

氣功養生學和幾乎所有中國古代學術重視內因的傾向，其理論根源之一正在於圜道觀。請看，作循環運動的事物，最後會重新回到原來的出發點。所以，決定事物運動的原因一步一步推究下去，終將與自身重合。因此，運動過程的整體表現出自本自根、自我滿足的特點。

莊子認「自本自根」為「道」的本性（《莊子・大宗師》），原因正在於其「道」「周行而不殆」，是一個圓圈。

這就是說，堅持圜道觀，必定從邏輯上導引出重視內因的思想。而氣功養生學始終將這一思想奉為自己的指導原則。

第三章　中和：維持健康的目標

天地萬物運變的動力和根源在於陰陽的矛盾作用，運變採取圜道形式的根本原因也在於陰陽。陰陽關係是圜道運動的內容和本質。陰陽作為中國古代哲學和各門學術的一對範疇，為諸子百家所共認。因此，陰陽所體現的精神，構成中國傳統文化的內在靈魂。

陰陽概念及其形成

在易學看來，宇宙間一切事物所表現出來的功能性態，都是成對的。如明與暗，熱與寒，實與虛，動與靜，顯與隱，前與後，上與下，散與聚，開與閉，浮與沉，外與內等等，沒有哪一種性態是孤立地存在的。

古人遍覽世間各種各樣的對立屬性之後，用「陰陽」加以概括。相對說來，凡屬明、熱、實、動、顯、前、上、散、開、浮、外等等的歸於陽；凡屬暗、寒、虛、靜、隱、後、下、聚、閉、沉、內等等的歸於陰。易學認為，宇宙萬物萬象具有的功能性態，無論多麼繁複多樣，總會一方屬陽，一方屬陰，永遠逃不脫陰和陽的範疇。

《易經》六十四卦之中，已包含了上述陰陽觀點。《說卦傳》曰：「觀變於陰陽而立卦，發揮於剛柔而生爻。」剛柔即陰陽，是陰陽的體現。《說卦》作者指出，《易經》卦爻的設立，正是以陰陽的關係為依據。《莊子‧天下篇》亦曰：「《易》以道陰陽。」肯定《易經》的主旨在於揭示宇宙的陰陽變化。但是我們知道，《易經》是以卦象的方式表述其對陰陽的看法的。《易經》以陰爻（--）和陽爻（—）的重疊構築六十四卦，又以六十四卦代表宇宙萬物及其演化，這就表明，《易經》作者的著眼點在於事物的陰陽屬性，並力圖以陰陽關係來描述和解說宇宙的變化。

✖陰陽的內涵與外延

依易學解陰陽有普遍性，代表天地間一切對立的功能屬性，但其作為範疇，又有其特點。它不僅具有對立統一的屬性，還具有另外一些特殊的質的規定性，即前面所說的陰陽各自代表的一些特定趨向和性態，故不等於一般的對立統一概念。

那麼，陰陽作為易學和中國古代哲學的一對重要範疇，其主要的規定性是什麼呢？在《易傳》作者看來，陰的主要特性是柔，陽的主要特性是剛。所以他們常常以剛柔代表陰陽。對於此一問題，《內經》的說法也具代表性，它說：「水火者，陰陽之徵兆也。」（《素問・陰陽應象》）

《內經》的意思是，可以通過水和火所表現出來的功能動態屬性，來把握陰陽的特質。如水性寒，趨於靜，「曰潤下」；火性熱，趨於動，「曰炎上」等。由於水至柔而火至剛，所以《內經》的這一說法與《易傳》實質相一。

當然，「徵兆」畢竟是一種外在的表現，《內經》以水火譬陰陽，只不過是為了形象地說明陰陽最基本、最主要的特徵，以便於理解。要真正把握各種實際事物的陰陽關係，還要對事物本身做深入的具體分析。

陰陽概念的特點

陰陽常常與氣聯繫起來使用，如陰氣、陽氣、太陰之氣、少陽之氣等。《彖傳・咸》所謂「二氣感應以相與」，即指陰陽二氣。但陰陽與氣不是同類概念。氣概念中包含物質的內涵，而陰陽概念就其本身而言，則純然標示兩類基本的功能屬性。說陰陽以水火為徵兆，正是指水和火所具有的潤下、炎上等動態功能。「且夫陰陽者，有名而無形。」（《靈樞・陰陽系日月》）「名」在這裡即指功能性態，而與形質相對。這就是說，陰陽不研究事物的形質方面、實體方面，而只關心事物的性態關係，只代表兩類基本的功能屬性。

正如《內經》所說：「陰靜陽躁，陽生陰長，陽殺陰藏，陽化氣，陰成形。」「去者為陰，至者為陽；靜者為陰，動者為陽；遲者為陰，數者為陽。」（《素問・陰陽應象、陰陽別論》）

陰陽還具有相對性和靈活性。事物陰陽屬性的劃分不是絕對不變的。它通過與自己的對立面相比較而確定，隨著時間和地點的變更而發生改變。在某種場合屬陰的事物，在另一場合則可能屬陽；在某種場合屬陽的事物，在另一場合則可能屬陰。

例如坎卦和離卦，就其所代表的自然物來說，坎為水，離為火，故坎為陰，離為陽。但是就其本身的卦性來說，坎卦一陽爻二陰爻，爻畫為五，為奇數，故為陽卦。離卦一陰爻二陽爻，爻畫為四，為偶數，故為陰卦。

又如，六腑位居胸腹腔之內，四肢顯露於機體之外，二者相對，六腑屬陰，四肢屬陽。而就腑與臟而言，腑以通為用，臟以藏為主，故臟屬陰，腑又屬陽。陰陽的劃分具有變動性，但是在變動中包含著不變，在靈活中不能違背一定的原則。在每一特定的場合，陰陽的劃分又是確定的，不是任意的。

物質世界縱橫交錯的複雜關係，還使事物表現出無限多的層次。因此，把事物或現象分解為陰陽兩個方面之後，對這兩個方面還可再進行分析，繼續找出它們內部包含的陰陽矛盾。所謂陰陽之中復有陰陽，就是這個意思。例如，坎卦代表水，水為陰。而坎卦中間一爻卻為陽爻，表明陰中有陽。離卦代表火，火為陽。而離卦中間一爻為陰爻，表明陽中有陰。

在氣功學中，離卦配心，心屬火，故稱心火。坎卦配腎，腎屬水，故稱腎水。離卦中間之陰爻喻稱「玄女」，表示在心火之中尚有真水在。坎卦中間之陽爻喻稱「黃男」，表示在腎水中還有真火存。而這陰中含陽，陽中含陰的情況，也正是心火能夠下降，腎水能夠上升的根據。

又如《素問・金匱真言》：「陰中有陰，陽中有陽。平旦至日中，天之陽，陽中之陽也；日中至黃昏，天之陽，陽中之陰也；合夜至雞鳴，天之陰，陰中之陰也；雞鳴到平旦，天之陰，陰中之陽也。」白天為陽，黑夜為陰。白天可分日中之前和日中之後兩部分，前半日光越來越充足，故為陽中之陽，後半日陽光越來越減弱，故為陽中之陰。

同理黑夜也可分為前後兩部分。雞鳴之前夜色和寒氣越來越深沉，故為陰中之陰；雞鳴之後，夜色逐漸消退，晨曦悄悄來臨，故為陰中之陽。再如五臟相對於六腑屬陰，而五臟之中可再分陰陽：心、肺在橫膈以上屬陽，肝、脾、腎在橫膈以下屬陰。

✖陰陽概念的兩個來源

陰陽概念是怎樣形成的？這是一個十分重要也是非常複雜的問題。在這裡只能做一簡要的敘述。《繫辭下傳》說：「古者包犧氏之王天下也，仰則觀象於天，俯則觀法於地，觀鳥獸之文，與地之宜，近取諸身，遠取諸物，於是始作八卦，以通神明之德，以類萬物之情。」陰陽是八卦的基礎，故這段話也可以理解為是對陰陽概念形成過程的說明。

依據《繫辭傳》，陰陽概念來自對自然現象和對人自身的觀察，然後將這兩種觀察綜合到一起而形成。事實過程也正是如此。

我們先從最為古老的典籍談起。在《尚書》中，陽字六見，陰字三見，均為分別使用。其義，陽字大部解作山之南，如「岳陽」、「峰陽」、「衡陽」、「華陽」、「岷山之陽」（《禹貢》）等。陰字或為山之北，或以「暗」作解。如「南至於華陰」（《禹貢》），「唯天陰騭下民」（《洪範》）等。《詩經》，陽字十六見，陰字十見，個別地方陰陽連用，如《大雅・公劉》：「既溥既長，既景迺岡，相其陰陽，觀其流泉。」此詩歌頌公劉為農考察地利。「陰陽」指岡之北和岡之南兩面。《易經》僅陰字一見。中孚卦九二：「鳴鶴在陰，其子和之。」陰借為蔭，意鶴鳴於樹蔭之下。

從上可見，在早期文獻中，陽字表示受到日光照射而顯示出來的性態，陰字則表示未受到日光照射而呈現出來的性態。在古漢語中，日代表太陽的實體，太陽則標示日這一天體所具有的性能。因而，當指稱此一天體時，用「日」；當描述其對地球表面的作用時，則稱「陽」。

據《說文》：「陰，暗也。水之南，山之北也。」「陽，高明也。」段玉裁

注：「不曰山南曰陽者，陰之解可錯見也。山南曰陽，故從碌。《毛傳》曰：『山東曰朝陽，山西曰夕陽。』」總之，向日為陽，背日為陰。

後來，古人根據「同聲相應，同氣相求」（《文言傳・乾》），「方以類聚，物以群分」（《繫辭上傳》）的道理，將凡是能與日光照射所顯性能發生「相應」、「相聚」、「相召」關係的現象，統以「陽」概括之；將凡是能與背對日光所呈性態發生「相應」、「相聚」、「相召」關係的現象，統以「陰」概括之。其中最為重要的是將天歸於陽，將地歸於陰。道理很明顯，陽光來源於日，日高懸於天；而當夜幕降臨，四野呈「陰」，此時此狀，方顯大地本色。

另外，向日之陽處，雲氣蒸騰升天；背日之陰所，氣化為水歸地等等。故天為陽，地為陰。由是，陰陽概念其外延得到擴展，但並非無限；其內涵變得抽象，卻更為豐富。

《國語・周語》稱：周宣王即位（公元前八二七年），大臣虢文公勸諫宣王不可廢棄籍田儀節。他說：每年春耕時令一到，稷官「則遍誡百姓，紀農協功，曰：『陰陽分布，震雷出滯，土不備墾，辟在司寇。』」周幽王二年（公元前七八〇年）有地震，伯陽父曰：「夫天地之氣，不失其序，若過其序，民亂之也。

陽伏而不能出，陰迫而不能烝，於是有地震。今三川實震，是陽失其所而鎮陰也。陽失而在陰，川源必塞。」春秋時關於陰陽的論述多了起來。如周內史叔興以陰陽作用解釋隕石墜宋，六鷁退飛（《左傳。僖公十六年》），醫和認陰陽是氣，並以陰陽釋病（《左傳。昭公元年》）。管仲、范蠡等則用陰陽概括大自然的周期變化，如范蠡說：「陽至而陰，陰至而陽；日困而還，月盈而匡。」（《國語・越語》）

所有這些材料表明，西周末到春秋時期，陰陽概念得到很大提高，已經成為大量自然現象的概括，陰陽關係被看作是對事物本質性規律的揭示，因而也就具有了一定的理論價值。

與上述過程並行的，還有對人自身的觀察和擴展。中華民族將原始社會生殖崇拜的核心觀念即重生一直延續下來，並使之不斷發展。而新個體的產生，即後代的延續依靠男婚女嫁。因此，中國先民對於人之男女兩性的劃分，以及男女之間的婚嫁關係極為重視。

由於中華民族早已形成的重內重己和推己及物的思維定勢，促使古代學者不僅重視人自身的繁衍，而且以對人的認識和自我體驗去推認天地自然等一切客觀事物。於是，他們把人的男女兩性的關係普遍地向外推廣。動物有牡牝之分，自不待言。

古人認為，天地萬物都有生命，因而都應該以男女雌雄的觀點去看待它們。這一思想在《周易》中已有明顯的表現。

《易經》乾卦說龍，代表天，為男性。坤卦講「利牝馬之貞」，代表地，為女性。其餘六十二卦代表萬物，為天地交合所生。依《說卦傳》，在八卦中，乾為父，坤為母，震為長男，巽為長女，坎為中男，離為中女，艮為少男，兌為少女。《繫辭下傳》：「天地絪緼，萬物化醇；男女構精，萬物化生。」這裡所說「男女」，顯然不單指人，而是泛指萬物。

《繫辭上傳》又說：「夫乾，其靜也專，其動也直，是以大生焉；夫坤，其靜也翕，其動也辟，是以廣生焉。」這種對天地乾坤的描述，則完全與人的兩性生殖聯繫在一起了。

依日光向背而形成並擴展了的陰陽概念，後來與被推廣了的男女（牡牝、雌雄）概念綜合到一起，就是成熟後的「陰陽」哲學範疇。老子曰：「萬物負陰而抱陽。」（《老子》第四十二章）聯繫其全部論述可以推認，這一命題中的陰陽大約已經將上述兩類涵義結合一體了。

可是這裡勢必要提出兩個問題：一是，日光向背、晝夜推移的現象遍及四海五洲，為什麼唯獨中國人如此重視並形成了「陰陽」概念？二是，由日光向背生成的陰陽概念，為什麼能夠與由重生形成的被推廣了的男女概念綜合到一起？除了中國傳統思維偏重綜合、偏重整體這個統一的大前提以外，原來這兩個問題的答案都與中華民族「重己」「重生」的觀念密切相關。

中華民族較早地形成了內向性的主體意識。這種內向性的主體意識使中國先民產生了強烈的重視「自我」、重視人生體驗、強調人的內在價值以及由此而珍惜一切生命等一系列觀念。而這些觀念進一步加強了中華民族本已具有的對時間延續的敏感性和重視程度。

我們知道，生命和人生的存在，主要表現為時間的延續。而斗轉星移，日影回旋，正是光陰如流的顯現。同時，古人深知，陽光是一切生命的源泉，日光的適度分配是生命繁衍和延續必不可缺的前提。因此，表徵日光向背的陰陽實際上是與人生和生命聯繫在一起的。

這就是說，陰陽在本質上不僅是物理的和時間性的概念，而且從一開始就賦有強烈的生命意義。

《繫辭傳》說：「天地之大德曰生」；「生生之謂易」。為了把握天地之大德，說明宇宙的生生不已，就需要有相應的概念和理論。被推廣了的「陰陽」和被推廣了的「男女」（「牡牝」、「雌雄」），都是適應這一要求而產生的。經由進一步的觀察，古人發現，依據「同聲相應，同氣相求」、「方以類聚，物以群分」的道理，凡屬陽的事物和凡屬男（牡、雄）的事物可以歸為一類，凡屬陰的事物和凡屬女（雌、牝）的事物本屬一親。但是，在相當長的時期裡，陰陽、男女、牡牝、雌雄等概念，以大體相同的意義在社會上通用。

而最終，人們選擇了「陰陽」作為最高最普遍的概念，男女、雌雄、牡牝等成為限制在特定範圍內的概念。為將上述兩個思想來源綜合到一起，易學和古代人體科學是起了很大作用的。

「一陰一陽之謂道」

《易傳》的重大貢獻之一，是以陰陽範疇來解說六十四卦以及天地萬物的運變，並提出「一陰一陽之謂道」的命題，作為易學的基本原理。

陰陽是宇宙的根本法則

在《易傳》之前，陰陽已經成為普遍性概念，但是，最先將陰陽提到「道」的高度的，是《易傳》。「道」範疇為諸子百家所共用，具有宇宙本源和根本規律的含義。因此，提出「一陰一陽之謂道」，意謂認定陰陽的相互作用是宇宙萬物的根本法則。

這首先表現在天與地的關係上。在《易傳》作者看來，天和地是人類生存的空間，也就是現實的宇宙。萬物和人類都是天地的產物，天和地的作用關係決定著萬物與人類的生存、繁衍和命運。因此，天和地的關係是宇宙中最重要的決定一切的關係。而天和地恰恰體現了陰和陽的關係，是宇宙中最大的陰陽。天為父，地為母，萬物為天地所生，因而萬物也都秉承了天地的陰陽屬性，按照陰陽的法則運動變化。

《易傳》的這一思想是經由對八卦和六十四卦的解釋表述出來的。《繫辭下傳》曰：「陽卦多陰，陰卦多陽，其故何也？陽卦奇，陰卦偶。」這是對八卦卦性的分析。乾卦由三陽爻組成，為純陽之卦，坤卦由三陰爻構建，為純陰之體。

其餘六卦，陰陽相錯，或二陰一陽，或二陽一陰，則由其單爻決定卦性。故震☳、坎☵、艮☶為陽卦；巽☴、離☲、兌☱為陰卦，此即「陽卦多陰，陰卦多陽」。

又陽卦五畫為奇數，陰卦四畫為偶數，故曰「陽卦奇，陰卦偶」。八卦代表八種自然物，是宇宙萬物的根基，同時八卦也是對無限時空的概括。《易傳》以陰陽釋八卦，實即對宇宙的說明。

《繫辭下傳》又曰：「乾坤其易之門邪？乾，陽物也；坤，陰物也。陰陽合德而剛柔有體，以體天地之撰，以通神明之德。」以乾坤為變易之門，意思是純陽純陰的乾坤二卦係六十四卦的基礎，由乾坤二卦中所含之陰陽爻按照一定體制相互換位，則演生出其餘六十二卦。「撰」，即數，可解為法規。「神明之德」則指道的品性。

《繫辭傳》作者認為陰陽是構成六十四卦的根本法則，正是因此，六十四卦很好地體現了宇宙之道的德性。南宋朱熹說：「天地之間，無往而非陰陽。」（《朱子語類》卷六十五）明清之際王夫之也說：「陰陽之外無物，則陰陽之外無道。」（《周易外傳》卷七）

由於陰陽法則是宇宙間根本的普遍的法則，所以陰陽統攝萬物，也統攝萬法。各類事物的特殊規律都與陰陽法則相符合，實際上是陰陽法則的具體化。

《易傳》關於「一陰一陽之謂道」的思想為後來的易學奠定了根基，同時也成為醫學和氣功養生學的指導方針。《內經》曰：「陰陽者，天地之道也，萬物之綱紀，變化之父母，生殺之本始，神明之府也。治病必求於本。」（《素問‧陰陽應象》）

這段著名的論述對「一陰一陽之謂道」做了進一步的發揮和解釋，指出陰陽是天地萬物共同遵守的普遍規律，是一切變易的源泉，是生命運動的始因，是精神和各種功能產生的基礎。這樣就不僅確立了陰陽的地位，而且闡明了稱陰陽為道的理由。

《內經》所謂「治病」，首先指的是「治未病」，其次方是「治已病」。「治未病」也就是預防和養生。它強調，人體健康的維持與恢復，必須著眼於根本，根本即陰陽。這就為氣功養生明確了努力的總體方向。

陰陽是生化的根源

依據《易傳》對於陰陽法則的應用和論述，所謂「一陰一陽」至少包含三層意思：

一、陰陽互依共存

有陰即有與之相對的陽，有陽即有與之相對的陰。陰陽相互依存，互以對方為自己存在的條件。前面說過，陰陽是相對性概念，所以陰與陽都是相比較而存在，如熱（陽）相對於寒（陰）而言，表（陽）相對於裡（陰）而言，反之亦然。這種相對性就決定了陰陽共存。

在八卦和六十四卦中，鮮明地體現了陰陽共存互依的關係。如八卦之乾與坤、震與巽、坎與離、艮與兌構成四對，各為一陰一陽。八卦共二十四爻，陰陽各十二，也是成對地存在。

《說卦傳》曰：「分陰分陽，迭用柔剛，故易六位而成章。」意思是，在六爻卦中，初、三、五爻位為陽位，二、四、上為陰位。陰陽爻位由下而上疊錯鋪開。像八卦一樣，六十四卦分為三十二對，每對都是一陰一陽。六十四卦共三百八十四爻，陰陽爻也是各占一半。

在現實生活中，天與地，日與月，寒與暑，晝與夜，隱與顯，進與退，辟與闔，伸與屈，動與靜，男與女等等，都可用陰陽來分析。而就其作為陰陽相對的屬性而言，對立的雙方具有互依共存的關係。應當看到，陰陽既然相互依靠，互為存在的前提，二者之間就必定有相互促成、互根互用的一面。因此易學指出，「孤陽不生，獨陰不長」。只有陰陽雙備，才能成事物，才能有生化。這一論斷正是以陰陽互依共存為依據的。

二、陰陽睽對相薄

易學認為，陰陽之間既有互依共存的一面，同時又有相互推蕩、相互排斥的一面。《說卦傳》曰：「戰乎乾。乾，西北之卦也，言陰陽相薄也。」「相薄」，即排斥、壓迫。《彖・睽》：「天地睽而其事同也，男女睽而其志通也，萬物睽而其事類也。睽之時，用大矣哉！」睽，訓乖異、分離，引申為對立。

《彖傳》作者認為，天地、男女以及一切事物的陰陽兩個方面，都存在差異，因而發生著對立關係。北宋張載：「陰陽有反斯有仇。」（《正蒙・太和》）這就把陰陽的對立關係說得更加明白。但是，正是由於有對立，有矛盾，二者方能有統一，有和合。沒有差異和對立，也就沒有和合，而只能有簡單的同一。簡單的相同是沒有前途的。《彖傳》作者主張睽中之和，即矛盾的統一。認為只有在差異和對立之中求得的統一才能產生新的質，才能將事物推向前進。《象傳・睽》：「上火下澤，睽。君子以同而異。」睽卦䷥，下兌上離，離為火，兌為澤。火上炎，澤潤下。上下兩卦相背離，故曰睽。這是以卦象解睽卦卦義。《象傳》作者要求人們，在一切事物的陰陽統一之中，看到其內在差異和矛盾。

總之，對於陰陽，既要把握統一的方面，又不可忘掉對立的方面，而且必須充分估計陰陽之對立對事物的積極意義。

三、陰陽消長轉化

陰陽在對立統一中相互作用，使陰陽雙方的力量對比不斷發生變化，出現此長彼消、此消彼長的情形。而且，消長到一定程度，即達到了某一關節點的時候，陰即轉化為陽，陽即轉化為陰。夏至以後，陰氣漸長，陽氣漸消，表現為白晝日短，黑夜日長，氣溫逐漸轉涼變寒。冬至以後，則陽氣漸長，陰氣漸消，表現為白晝日長，黑夜日短，氣溫又向暖熱轉變。夏至和冬至正是季節變化的關節點，陰氣和陽氣的地位將在此二關節點上發生轉化。一般來說，在一年之中，春夏以陽氣為主導，陰氣居從屬；秋冬則陰氣居主導，陽氣為從屬。陰陽消長轉化在四季的循環遞遷中，表現得最為典型，也最明顯。

西漢易學家孟喜、京房倡導卦氣說。孟喜辟出十二卦，用以說明一年節氣的變化。它們是：復䷗、臨䷒、泰䷊、大壯䷡、夬䷪、乾䷀、姤䷫、遯䷠、否䷋、觀䷓、剝䷖、坤䷁，稱十二辟卦或十二月卦，又稱十二消息卦。意思是以此十二卦象顯示一年中陰陽消長轉化的過程：冬至一陽生，以復卦顯示；夏至一陰生，以姤卦標明。其餘十卦則依次表現陰陽消長的不同程度。

四時節氣的變化，只是陰陽消長轉化的一個例子。原則上，陰陽消長轉化的關係存在於一切陰陽矛盾之中，如晝夜的更替，人體內氣血循環、形神相成等等，無不如此。所謂「一陰一陽」，正是表示事物的變化總是陰轉化為陽，陽轉化為陰，循環不已。

易學認為，陰陽之間既對立又統一，因而有消長轉化。陰陽的這種關係是天地萬物運變生化的動力和根據。

《繫辭上傳》曰：「剛柔相推而生變化。」又曰：「是故剛柔相摩，八卦相蕩，鼓之以雷霆，潤之以風雨。日月運行，一寒一暑。」相推、相摩、相蕩，都是指陰陽之間的相互作用。這種陰陽之間特有的相互作用推動事物發展，同時也決定了事物運變的形式。

《彖傳・革》說：「革，水火相息……革而當，其悔乃亡。天地革而四時成，湯武革命，順乎天而應乎人。革之時，大矣哉！」革卦，下離上兌，為「澤中有火」，水火是相排斥的，但在革卦，二者同居於一個統一體中，於是形成了陰陽矛盾。陰陽雙方在對立中此消彼長，而到一定時候，陰陽雙方的鬥爭將採取相對劇烈的形式，此即為「革」。陰陽的轉化正是「革」的結果。如果革的適時而當，則於事物生化極為有利。

《說卦傳》曰：「故水火不相逮，雷風不相悖，山澤通氣，然後能變化，既成萬物也。」意思是，水火、雷風、山澤等萬物，就像天和地一樣，既相乖背，又相逮及，從而在各種具體的陰陽矛盾中，生生不已。

陰陽相交興萬物

易學在論述陰陽關係時，特別強調陰陽交合對於事物的正常生化和新事物的產生，具有特別重要的意義，這是陰陽學說的一大特點。對立統一規律講對立面滲透，與陰陽相交有一定的共同點，但又有本質的差別。在對立統一規律中，相互滲透只是統一性的局部表現，而且不一定為一切對立面所具有。而在陰陽法則中，陰陽相交對於陰陽雙方是帶有全局性的關係，是不僅最終必然要發生，而且是生化能否正常進行的關鍵。《易傳》多次論述陰陽相交的問題：

「天地交而萬物通也。上下交而其志同也。」（《彖傳・泰》）

「天地交，泰。」（《象傳・泰》）

「天地不交而萬物不通也。上下不交而天下無邦也。」（《彖傳・否》）

「天地不交，否。」（《象傳・否》）

「天地感而萬物化生，聖人感人心而天下和平。觀其所感，而天地

萬物之情可見矣。」（《彖傳・咸》）

「天地不交而萬物不興。」（《彖傳・歸妹》）

天地是宇宙中陰陽的總匯。言天地，則可推認一切陰陽關係。所謂「感」，與「交」同義。交，即溝通、融合、結配，指陰陽雙方在物質、能量、信息諸方面相互交流、通融、影響，以致使事物發生相應的變化並產生順性而通和物物相通的效果。陰陽交感是天地正常化生、萬物嘉盛繁祉的必備條件。

從現有的材料來看，陰陽交而萬物化生的思想與史伯「和實生物」的思想是相通的。西周末史伯說：「夫和實生物，同則不繼。以他平他謂之和，故能豐長而物歸之。若以同裨同，盡乃棄矣。」（《國語・鄭語》）「歸」解作「生」，「實」解作「充」。「和實」即將有差異的事物調和在一起，相互補足，相互充實。「平」作「成」、「正」、「齊」解。「以他平他」，即在相異或對立的事物中，使不同的要素以齊等的方式相互調整、相互成就，從而達到高度和諧，產生出品質更為優良的新事物。

可見，在「和實生物」的命題中，已蘊含相交的意思。不過，史伯不是指陰陽兩個方面，而是泛指一切有差異的要素。正是因此，陰陽相交與「和實生物」雖一脈相通，但不能相互代替。

陰陽之間有互依共存、睽對相薄和消長轉化的關係，而陰陽相交卻是全部陰陽關係的核心，是其他所有關係的基礎。誠然，陰陽交只在陰陽矛盾發展到一定階段才會發生，是陰陽協調至極的表現，就是說，陰陽交並不貫徹陰陽矛盾的始終，但是，沒有陰陽交就不會有陰陽消長，更不會有陰陽的和合與轉化。這樣，陰陽的互依共存、對立統一也就失去了實際意義。

依易學解，事物在永恆的循環運動中不斷生化，陰陽相交意味著前一輪循環即將結束，新一輪循環將要開始。而在新一輪的循環中，可能有新的要素或全新的事物產生，它們正是陰陽相交的結果。《易傳》反覆強調，唯有陰陽相交，萬物方能通達興盛，這就足以說明相交在陰陽矛盾過程中的重要性。

陰陽交媾的思想直接來源於人和動植物的性生殖。《繫辭下傳》云：「天地絪縕，萬物化醇；男女構精，萬物化生。」「絪縕」、「構精」是陰陽相「交」的另一種表述。此語清楚道明，所謂陰陽交，正是對男女兩性交合的引申。這種作法儘管十分素樸直觀，但是經過抽象化的陰陽交感概念，已經具有了普遍性意義。它對於揭示陰陽雙方之間的特殊關係，說明一般事物的變化過程，還是很有實際價值的。男女交媾生育後代的過程，是陰陽矛盾關係中高級的運動形式，在普遍存在的陰陽關係中，具有代表性、鮮明性、典型性，可以成為研究其他陰陽關係的指南和借鑒。古人將其推廣為一般的陰陽相交，有一定的合理性。對立面之間發生物質、能量和信息的交流，對於促成對立面的和諧、轉化和新事物的誕生，無疑是極重要的。

陰陽結構理論

易學所研討的陰陽學說，並不限於陰陽兩個方面。它還以陰陽作為基本原理，剖析事物複雜的內部結構，提出了八卦、六爻、六十四卦等結構模型。就是說，事物歸根到底由陰陽兩個方面所構成，受陰陽矛盾支配，但是複雜的事物常常不只含有一對陰陽矛盾，而是多對陰陽矛盾交錯存在，形成一定的結構系統。不同的事物，儘管都以陰陽為本，但是由於結構不同，因而呈現不同的品性。事物的特殊性，在很大程度上與其結構相關，是由其結構的特殊性決定的。因此，易學家們不僅研究陰陽關係，而且十分關心由陰陽形成的各種複雜結構，並且以陰陽為基礎，建立起易學特有的結構理論。

我們看到，《易經》作者正是透過一定數量（三和六）陰陽爻的錯綜關係，表示各種不同事物。如用三根陽爻表示乾，三根陰爻表示坤，上面兩根陰爻下面一根陽爻表示震，下面兩根陰爻上面一根陽爻表示艮，中間一根陽爻，上下各一根陰爻表示坎。震、艮、坎雖然都是二陰一陽，但由於排列次序不同，陰陽爻所處的關係各異，於是形成了不同的結構和卦象，成為不同事物的象徵。兌、離、巽也是根據同樣道理而顯示出它們的差別。

要了解六十四卦的涵義，就要進一步分析上卦與下卦以及從初至上六個爻之間的關係了。如咸卦下艮上兌。卦辭：「亨，利貞。取女吉。」《彖傳》曰：「咸，感也。柔上而剛下，二氣感應以相與。止而說，男下女，是以『亨利貞，取女吉』也。」艮為陽卦，為剛，兌為陰卦，為柔。就其通常的位置關係，陽剛在上，陰柔處下。

但在咸卦中二者的位置顛倒，陽處下，陰居上，表示陽氣沉降，陰氣上騰，陰陽二氣交感，自然界的生化正常進行，故曰「亨，利貞。」艮代表少男，為止；兌代表少女，為悅（說）。所以，艮下兌上的卦象還表示男方到女方家去迎娶新娘（「男下女」），一對新人感情投洽（「止而悅」），故卦辭曰：「取（娶）女吉。」

由上可見，認識事物如果僅僅分析一下事物所含陰陽兩方面的一般關係，是不可能把握住該事物的特殊本質的；必須全面了解該事物陰陽矛盾的諸多方面以及它們的相互聯結，它們所形成的整體結構關係，才有可能得出比較接近實際的正確認識。

在易學中，六爻結構是有代表性的。六爻結構由六根爻疊次排列而成。上三爻和下三爻分別組成上下二經卦，成為從屬六爻系統的兩個系統。六爻之間和上下卦之間形成穩定的結構關係。《易傳》認為六爻結構中的位次具有重要意義，它說：「其初難知，其上易知，本末也。初辭擬之，卒成之終。若夫雜物撰德，辨是與非，則非其中爻不備……二與四，同功而異位，其善不同。二多譽，四多懼，近也。柔之為道不利遠者，其要無咎，其用柔中也。三與五同功而異位。三多凶，五多功，貴賤之等也。」（《繫辭下傳》）

初爻之時，事物如何發展尚難於看出，到了上爻，既見結果，固然可判斷全局，但要想全面細緻地了解其發展過程，辨別剛柔錯雜的性質和是非真假，就非得依靠中爻，即二、三、四、五爻不可。中爻對認識事物的進程具有特殊意義：第二、四爻從爻序上說是偶數位，為陰位，其功能相同，但由於在整個卦系統中所處的位置不同，因而顯示不同的作用，依照《易傳》，「中」則無過無不及，常無咎，而且「柔之為道不利遠者」。別卦中，下卦為近，上卦為遠，所以居處下卦之中位的第二爻多美譽。第四爻居上卦為遠，距全卦之尊位第五爻又太近，所以多有恐懼。第三、五爻是奇數位，為陽位，皆以剛健自主用事，但第三爻處下卦之偏位，屬卑賤之位，故多遇凶咎。第五爻居上卦之中位，為六爻中至尊至貴之位，故多建功績。

上面的分析是僅就爻位而言。如果把實際占據各爻位的陰陽爻性也考慮進去，又如何呢？緊接著上面的引文，《繫辭下傳》說：「其柔危，其剛勝邪？」這是針對第三、五爻位而言，如果占以陰爻則危險。因為三、五爻位為主事之陽位，陰爻居陽位，象徵人不稱其職，事不當其位。如果占以陽爻，陽爻居陽位，則象徵人稱其職，事當其位，可成功。所以「三多凶，五多功」，不是絕對的，還要看占此爻位的是陰爻抑或陽爻，以及其他一些有關條件，才能最後決定吉凶。對於第二、四爻位也如是。

《繫辭上傳》說：「天下之理得，而成位乎其中矣。」《易傳》作者將獲得天下之理與掌握陰陽六位的關係相提並論，足見其對爻位的重視。

易學把六爻結構看作是具有普遍意義的結構模式，認為萬事萬物的運變過程都符合六爻結構，可以納入到六爻結構中去。就是說，萬事萬物所含的陰陽矛盾都將採取六爻結構的形式。六爻結構有如下特點：

首先，正如陰陽概念只反映事物功能性態，而不反映事物形質、實體一樣，六爻結構也是用來說明事物功能性態的結構模型，它不涉及事物的形質、實體方面。前已說明，無論虛的爻位，還是實的爻畫，都僅具有陰陽屬性，而不表示其它。因此，按照六爻結構觀察事物，不可能把事物當作一個實體性的結構來加以剖析。

其次，六爻結構屬多層結構。在六爻結構中，初、三、五為陽位，二、四、上為陰位，因此每相鄰之二爻位，都構成一對陰陽矛盾結構。另外，上卦和下卦各自成為一個相對獨立的分支結構。而二、三、四爻和三、四、五爻又構成互體卦。還有，六個虛的爻位和六根實的爻象，又形成兩個重疊的層次等等。

第三，時間和空間相融合，以時間因素為主。六爻結構和八卦結構既包含著空間因素，又包含著時間因素。依《易傳》所說，六爻展開，初爻是「本」，上爻是「末」，中間四爻為體，顯示著一定的空間規模。

另一方面，六爻所標示的由隱至顯，由弱至強的循環發展，又是一個時間過程。如乾卦六爻，描述「龍」的潛、見、惕、躍、飛、亢等幾個發展階段，明顯地表現了一個時間序列。

《彖傳》曰：「大明終始，六位時成，時乘六龍以御天。」《文言傳》也說：「六爻發揮，旁通情也。時乘六龍，以御天也。意思是，六爻之位，依循太陽（「大明」）的周行，反映了時間的推移。六爻所顯示的變化過程，概括了萬事萬物的運動規律（「旁通情也」）。因此，如果把握了「龍」的六個時序階段，也就可以駕馭整個天道了。從總的方面說，六爻從初到上，是一個由低到高的漸進過程，所以六爻結構總是把事物當作一個過程來對待。

太和、尚中理論

《周易》尚中、求和，這一主張為後世易學繼承並光大。從易學的角度看，「和」與「中」是陰陽關係中的要素和狀態，屬於陰陽法則的組成部分。但是

「和」與「中」的問題不只存在於陰陽雙方關係之中，而且存在於由多個陰陽矛盾所形成的複雜結構之中，是處理一切具體事物都必須認真把握的兩項原則。

和、自和、太和

易學所說的「和」與史伯「和實生物」的「和」是一致的。和的原義是指不同的，甚至截然相反的事物結合在一起，保持協調統一並產生積極的成果。陰陽「和」顯然以陰陽的對立為前提，但是這種對立不是無限制的。陰陽的正常關係是，陰陽雙方既發生矛盾，其差異、對立、排斥的程度又限定在一個能夠自我控制和調節的域限之內，從而通過陰陽的相互作用，使陰陽雙方達到並保持和諧、協同、相成、合作的關係。陰陽相和為陰陽相交創造了條件，陰陽交是陰陽和的最高成果。易學認為，這種關係是有利於事物的正常生化的。朱熹曰：「和則交感而萬物育矣。」（《朱子語類》卷六十二）

依《易傳》的理論，陰陽相互作用的結果，會自行性地趨向於「和」。「和」是陰陽結構本身追求的目標。《繫辭下傳》曰：「易窮則變，變則通。」肯定陰陽矛盾的變化定將導致「通」，而通必和，和方通。《繫辭上傳》又曰：

「天地之大德曰生。」「生」的前提是「和」，只有陰陽和才能生，而生又是天地的本性。可見，天地陰陽必定能通過自行調節而達到和，否則就不能實現其以生為核心的大德。

《象傳・謙》：「君子以裒多益寡，稱物平施。」裒訓取，稱訓權衡，意思是，對事物進行權衡，通過取多補少，使矛盾達於平和。這裡所謂的「平施」，不是平均，也不一定是均衡，而是平和、和諧、協同、合理。

王夫之在解釋萃卦時說：「陰陽之用以和，而相互為功。」（《周易外傳》卷三）意思是，自然界的陰陽矛盾，其一方如果出現太過或不及，另一方就會利用對立統一的相互制約關係，而對對方加以調整，使之平復。陰陽雙方的這種互相調節的功能，使陰陽矛盾總是依一定軌跡，以協同的方式互依共存，消長轉化，因而在整體上表現出和調制化。

《易傳》還提出了「太和」的概念。「太和」又稱「大和」，指至高、永恆的調和適中。《彖傳・乾》：「乾道變化，各正性命，保合太和，乃利貞。首出庶物，萬國咸寧。」乾道即天道。天道正常運行而發揮作用，則萬物各自稟受其性，得天賦之命，純正而不相離，並始終維持協調平和的關係。這種和調的關係既表現在陰陽消長、事物漸變的過程中，也表現在陰陽轉化、事物極變的過程中。就是說，事物平穩和諧地消長，發展到極點又平穩地過渡到另一個運動階段或另一種事物，永遠處於無過無不及的狀態。此之謂大和或太和。例如，春夏秋冬四時節氣正常地運行和接替，即是太和的表現。

「保合」是指陰陽雙方保持在一個統一體中，結合而不分離。只有陰陽不離，才有可能實現陰陽和調；只有陰陽始終和調，才能永保陰陽不離。故保合與太和互為前提。這種狀態有利於萬物生存，也使萬物得到正固，故曰：「保合太和乃利貞」。有了「保合太和」，於是萬物嘉祉，天下太平。

精合法度爲「中」

尚中是中國古代傳統的行為準則，在《周易》和後世易學中得到充分肯定和發展。中即正，正即中。尚中就是要求恰如其分地掌握宇宙的法則和規範，做到不偏不倚，無過無不及。

《易經》經由卦爻辭表達了尚中觀念。如夬卦九五爻辭：「中行無咎。」即行中道則無咎。孔子倡導中庸，他說：「執其兩端，用其中於民，其斯以為舜

乎！」（《中庸》第六章）

《易傳》的尚中思想首先表現在它對筮法的解釋上。在六爻卦中，二爻居下卦中位，五爻居上卦中位。《易傳》認為六十四卦一般中位為吉。《繫辭下傳》「二多譽」，「五多功」，即指此。卦之中位，象徵事物處於正道。《象傳》對訟卦九五注：「『訟，元吉』，以中正也。」王弼：「用其中正以斷枉直。中則不過，正則不邪。」（《周易注・訟》）故雖爭訟而得吉。《象傳》對比卦九五注：「『顯比』之吉，位正中也。」對臨卦六五之「吉」注：「『大君之宜』，行中之謂也。」對解卦九二注：「九二貞吉，得中道也。」等等。

《易傳》提出「一陰一陽之謂道」，指明事物均含對立的兩個方面。因此，所謂中行就是要求全面把握事物對立的兩個方面，正確處理兩個方面的關係。《易傳》把事物矛盾分為兩類，一類事物其轉化於人不利，一類事物其轉化於人有利。故尚中也相應有兩種要求。對前一類事物，應當盡量使對立面保持均勢、平衡、協調，做到不偏不邪，以防止事物向反面轉化。如《彖傳・大過》：「大過，大者過也。『棟橈』，本末弱也。」大過卦，初、上為陰爻，二至五為陽爻。陽四陰二，陽爻是陰爻的二倍。陽為大，陰為小，故稱「大過」，即大者

（陽）過也。「棟橈」指屋子棟梁彎曲，原因是「本末弱」。「本末弱」指初、上之陰爻各一，少於中間之四陽爻。這顯示陰陽不均衡，房屋可能倒塌。《易傳》認為大過卦顯示出不中而應糾正，以維持平衡。

對於後一類事物，堅持尚中，則應促成對立面正常消長和平穩轉化。如《彖傳．革》：「文明以說，大亨以正。革而當，其悔乃亡。天地革而四時成，湯武革命，順乎天而應乎人。」革指事物變革。其能「大亨」，須以中正為前提，即符合天道，而且做得恰切適當，無過無不及。

《繫辭下傳》曰：「懼以終始，其要無咎，此之謂《易》之道也。」事物之終始是對立面轉化的關節點，此時必須特別警惕小心，要盡力做到無咎即合中，目的是使轉化進行得正常平穩。尚中包含了要準確把握事物的「度」的思想。度是量和質的統一，一定的質要求一定的量，一定的量保證一定的質。尚中要求無過無不及，就是精確掌握分寸，以使事物達於理想中的最佳狀態。

中與和有非常密切的關係。依據易學，中是恰如其分，切中其理，和是陰陽協同，和調制化。中與和皆是天地萬物的本性，而中為裡，和為表；中為因，和為果；中為質，和為文。事物合於中正，方可能和調制化；要想使事物時時處處美好和諧，就要時時處處恪守中道。在易學看來，太和與中正是事物的理想狀態。如果陰陽雙方能夠保持中和，則事物即可久長。

《彖傳‧恆》曰：「恆，久也。剛上而柔下，雷風相與，巽而動，剛柔皆應，恆。」恆卦，下巽上震，巽為長女，為柔；震為長男，為剛。「剛上而柔下」，表示在此卦中，陰和陽各得其位，且均衡相當（一為長男，一為長女）。震為雷，巽為風。雷在上，風在下。「雷震則風發，二者相須，交助其勢，故云『相與』，乃其常也。」①巽主入，震主動，下巽上震，陰爻陽爻各三，意謂動則入情入理，且剛柔相諧相平。由此可見，此卦為中正和調之象，故為「恆」。

陰陽在氣功養生中的應用

唐代大醫家孫思邈說過：「不知《易》，不足以言太醫。」（《類經附翼》）「《周易》六壬，並須精熟，如此乃得為大醫。」（《千金要方‧大醫習業》）至明代，張介賓正式提出「醫易同源說」，並做了系統闡述。他說：「天

①程頤：《周易程氏傳》。

地之道，以陰陽二氣而造化萬物；人生之理，以陰陽二氣而長養百骸。易者，易也，具陰陽動靜之妙；醫者，意也，合陰陽消長之機。雖陰陽已備於《內經》，而變化莫大乎《周易》。故曰天人一理者，一此陰陽也；醫易同源者，同此變化也。」又說：「天地之易，外易也；身心之易，內易也。」「醫之為道，身心之易也。」（《類經附翼．醫易義》）

可見，張氏的醫易同源說，專指醫與易在原理上相通無二，而核心在於醫易兩者皆以陰陽為其綱要。

孫思邈、張介賓的以上見解顯然也完全適合於氣功養生。氣功養生與醫同為人體科學，有著共同的研究對象和理論基礎。

為什麼說氣功與易學同源

早在西漢時，《內經》就明確指出，養生和診療一樣，同以陰陽為本。它說：「上古有真人者，提挈天地，把握陰陽，呼吸精氣，獨立守神，肌肉若一，故能壽蔽天地，無有終時，此其道生。」「中古之時，有至人者，淳德全道，和於陰陽，調於四時，去世離俗，積精全神，游行天地之間，視聽八達之外，此蓋益其壽命而強者也，亦歸於真人。」（《素問・上古天真》）在《黃帝內經》中，真人「法於陰陽，和於術數」（《素問・上古天真》），與道合同，故能長生。因此，《內經》反覆強調：「故陰陽四時者，萬物之終始也，死生之本也，逆之則災害生，從之則苛疾不起，是謂得道……從陰陽則生，逆之則死；從之則治，逆之則亂。」（《素問・四氣調神》）把是否尊重陰陽法則視作或死或生的分界，這就把陰陽放到了氣功養生最為重要的地位。

後世氣功家也都繼承了《內經》的這一觀點。道、儒、醫、武術等各派氣功都以陰陽為基本原理。可以說，氣功理法少有離陰陽者。

被譽為「萬古丹經王」的東漢魏伯陽，在其《周易參同契》開篇即說：「乾坤者，易之門戶，眾卦之父母，坎離匡郭，運轂正軸。牝牡四卦，以為橐籥，覆冒陰陽之道。」天地為陰陽之體，水火為陰陽之用，故魏伯陽認為乾坤坎離四卦係宇宙生化的「橐籥」。「橐籥」為古代冶煉之鼓風器。後世內丹家解釋，此以乾坤喻煉內丹的「爐」（下丹田）和「鼎」（泥丸），以坎離喻煉內丹的「藥物」（元神元精）。故此四卦在內丹學中最為關鍵。這就清楚表明，內丹功法以陰陽為綱，與易學同一本源。

宋代內丹家張伯端也強調指出：「草木陰陽亦兩齊，若還缺一不芳菲；初開綠葉陽先倡，次發紅花陰後隨。常道即斯為日用，真源反比有誰知？報言學道諸君子，不識陰陽莫亂為。」（《悟真篇》七言四韻第十二）道家內丹術，是一套要求十分嚴格的功法，條條目目以陰陽為則，如不懂陰陽，就無法理解，難於把握，練則出偏。張氏警告人們，要想練好內丹，必須懂得陰陽之理。

人體是複雜的陰陽結構體

氣功養生學無疑須以對人體的認識為基礎。《素問・寶命全形》說：「人生有形，不離陰陽。」張介賓也說：「天地之道，以陰陽二氣而造化萬物；人生之理，以陰陽二氣而長養百骸。」（《類經附翼・醫易義》）陰陽是人體的基本架構，是認識人體的主要方法，必須以陰陽為座標對人體各個方面進行分析。

《素問・金匱真言》：「夫言人之陰陽，則外為陽，內為陰。言人身之陰陽，則背為陽，腹為陰。言人身藏府之陰陽，則藏者為陰，府者為陽。肝、心、脾、肺、腎五藏皆為陰，膽、胃、大腸、小腸、膀胱、三焦六府皆為陽。」為什麼臟屬陰，腑屬陽？

換言之，臟和腑是根據什麼原則劃分的呢？《素問・五藏別論》說：五臟「藏精氣而不泄也，故滿而不能實」，故屬陰。六腑「傳化物而不藏，故實而不能滿」，故屬陽。另外，依據「陰中有陰，陽中有陽」（《素問・金匱真言》）和「陽中有陰，陰中有陽」（《素問・天元紀》）的原理，《內經》還提出：「背為陽，陽中之陽，心也；背為陽，陽中之陰，肺也；腹為陰，陰中之陰，腎也；腹為陰，陰中之陽，肝也；腹為陰，陰中之至陰，脾也。」（《素問・金匱真言》）表明人體陰陽的劃分也是相對的靈活的，是分層次的。陰陽的層次性顯示事物所具陰陽屬性的程度。

《內經》依據《周易》六爻模型分三陰位三陽位的作法，提出了三陰三陽的結構理論。為了更細緻地說明陰陽之間的關係，《內經》把陰分為太陰、少陰、厥陰，把陽分為太陽、少陽、陽明共六個層次。《素問・天元紀》說：「陰陽之氣，各有多少，故曰三陰三陽也。」表明三陰三陽的劃分，是根據陰陽每一方面在數量上各有不同，因而在性質和程度上並不均衡劃分的。含陰的成分最多的為太陰，又稱三陰。居中的為少陰，又稱二陰。數量最少的為厥陰，又稱一陰。含陽的成分最多的為太陽，又稱三陽。數量居中的為少陽，又稱二陽。最少的為陽明，又稱一陽。為什麼陰陽矛盾的雙方含陰或含陽的成分會出現多少不等呢？《內經》認為陰陽的每一方面都不是僵死不動的，在向對立方面轉化之前，都表現為一個變化的過程，從而出現「陰陽之氣，各有多少」的情況。

《素問・陰陽離合》說：「三陽之離合也：太陽為開，陽明為闔，少陽為樞。」「三陰之離合也：太陰為開，厥陰為闔，少陰為樞。」陰陽開闔即陰陽終始的意思，開為始，闔為終。陰之終則為陽之始，陽之終則為陰之始。陰陽各自之「中」，為「樞」。對於三陰三陽的具體解釋，歷來諸家有不同，就是《內經》本身前後也有差異。

但是它們的精神實質是一致的，即把世界上的運動看作是沿一定次序行進的循環圈：太陽↓少陽↓陽明↓太陰↓少陰↓厥陰↓太陽。其中一半屬陰，一半屬陽。而無論是陰還是陽，都是一個由初升到極盛，到衰轉的過程，並且在陰中就包含著陽的因素，在陽中又包含著陰的成分。這個循環圈既表示事物運動的方向和次序，同時又反映著事物和現象在陰陽屬性上的分布情況。

《內經》認為人體十二正經就是按手足三陰三陽的順序循行並分布於周身。三陰三陽的理論貫串著陰陽相互滲透，相互轉化，此長彼消，此消彼長的思想。

於是三陰三陽十二經脈作為臟腑和其它組織器官的聯繫通路，構成了一個「陰陽相貫，如環無端」的聯繫網絡。這樣，就將人體表裡內外分成六個深淺不同的層次。首先，陽經和陰經把人體分成表裡兩層；其次，三陽經和三陰經又分別把表裡兩層各分為三個小層次。

《靈樞‧根結》說：「太陽為開，陽明為闔，少陽為樞。」「太陰為開，厥陰為闔，少陰為樞。」表明太陽經為表中之表，故為開，陽明經為表中之裡，故為闔，少陽經有轉輸內外的功能，介乎太陽經和陽明經之間，有如門戶的樞紐，故為樞。

依次類推，太陰經為裡中之表，厥陰經為裡中之裡，少陰經介乎太陰經和厥陰經之間。人體被三陽三陰所劃分的六個層次，一層比一層深入。每一個層次與一定的臟腑相連，具有一定的生理功能，各個層次之間有著表裡相應的關係。這種層次的劃分有助於說明人體各部分各經脈在生理功能上的關係和在人體中的地位。《內經》將十二正經分為手足三陰三陽，並以此將人體劃分為六個層次的作法，是易學陰陽結構理論在人體科學中的應用。（參見第二章圜道觀與氣功養生之「氣血經脈流注次序圖」）

「陰平陽秘，是以難老」

陰陽中正和諧是萬物生化的理想狀態，表現在人體則為「陰平陽秘」。《素問・生氣通天》：「凡陰陽之要，陽密乃固。兩者不和，若春無秋，若冬無夏，因而和之，是謂聖度。故陽強不能密，陰氣乃絕；陰平陽秘，精神乃治；陰陽離決，精氣乃絕。」

《內經》強調，人體陰陽矛盾，其對立雙方在發揮各自性能的時候，都保持恰如其分，從而緊密結合，協同制化，這樣，人就健康無病。氣功養生學和中醫學都把人體陰陽中正和諧視作健康的本質與依據。《內經》說：「陰陽勻平，以充其形，九候若一，命曰平人。」（《素問・調經》）陰陽和調之人為平人，即健康之人，而健康喪失的原因則在於陰陽失調。《內經》說：「陰不勝其陽，則脈流薄疾，並乃狂；陽不勝其陰，則五藏氣爭，九竅不通。」（《素問・生氣通天》）當作為功能的陽勝過陰的時候，會使血脈流動急迫，甚至令人發狂；當作為生命物質的陰勝過陽的時候，會使五臟不和，九竅不暢。氣功養生學和中醫學認為，無論什麼病，都應當用相應的陰陽不和調來解釋。故曰：「陰陽乖戾，疾病乃起」（《素問・生氣通天》）。

中國古代學者認識到，人體陰陽有很強的「自和」功能，即通過整體自我調節，而產生防病祛病的效果。陰者，藏精而起亟也；陽者，衛外而為固也。」（《素問・生氣通天》）當陰邪侵害陽氣之時，陰精就「起亟」化為陽氣，補充陽氣；當陽邪侵害陰精時，陽氣又會起衛固陰精的作用。如果病邪使陰陽某一方過旺，那麼另一方又會起抵消其偏盛的作用。

清人黃元卿說：「陽盛之處，而一陰已生；陰盛之處，而一陽已化。故陽自至陰之位而升之，使陰不下走；陰自至陽之位而降之，使陽不上越。上下相包，陰平陽秘，是以難老。」（《素靈微蘊》）十分引人注意的是，黃氏從論述人體陰陽自我調節的機制進而指出，如能經常保持陰陽的和諧，不僅健康無病，而且可以推遲衰老的到來。

這一思想也源於《內經》。《內經》說：「陰陽者……生殺之本始。」（《素問・陰陽應象》）「生之本，本於陰陽……失其所，則折壽而不彰。」（《素問・生氣通天》）這些論述已經道出，壽命的長短與陰陽能否協調有直接聯。為什麼陰陽和諧會長壽，陰陽不調則會促進衰老呢？從陰陽的角度分析，至少可以指出兩點：

(1)人體經常保持陰平陽秘而不遭受破壞，那麼陰陽自和的機制就會增強，機體的秩序水平和維持秩序的能力就會提高，機體整體就越趨於穩態。

(2)陰陽和諧一旦遭到破壞，則需要盡速修復。於是機體中樞調節系統通過提高「起亟」、「衛固」的強度，調動全身的潛能，以使陰陽重新持平。代謝加快了，潛能耗散了，壽命自然減少了。

基於以上理論，氣功養生學把維持人體陰陽的中正和諧，加強人體陰陽自和的功能，作為養生保健的基本工作。

《素問．至真要》說：「謹察陰陽所在而調之，以平為期。」這一名言不僅指診療疾病，同時也是氣功養生的總的原則。因此，氣功養生學對於人體所具有的各項重要的陰陽對立，都盡力設法使之調諧，如形神、動靜、性命、水火、升降等，都是氣功養生學所著重調節使之平和的陰陽矛盾。在協調陰陽的過程中，醫家養生學認為，陽的方面能否固密，一般是關鍵。

故《內經》說：「凡陰陽之要，陽密乃固。」「故陽強不能密，陰氣乃絕。」這是因為，在陰陽二者之間，陽代表功能，是活躍的方面，起著主導作用。陽如果能夠固密，與陰緊密相合而不外越，不白白耗散，那麼陰精也就容易得到保存和養護，從而形成良性的體內循環。這樣，人就精神飽滿，機體健壯而長壽。反之，如果陽氣躁動外越，就會耗費陰精，造成陰陽相離，不協調，不相實，輕則致病，重則殞命。

明白了陰平陽秘的道理，練功養生就應當考慮到季節和自然環境的陰陽因素對人體的影響。《靈樞・本神》曰：「智者之養生也，必須四時而適寒暑……節陰陽而調剛柔，如是則僻邪不至，長生久視。」《素問・四氣調神》曰：「春夏養陽，秋冬養陰，以從其根，故與萬物沉浮於生長之門。逆其根，則伐其本，壞其真矣。」根，指四時之陰陽。意思是，人的各種行為，功法的選擇，飲食起居的安排，都要跟隨四時陰陽的消長而適當調整，以使身體與之相應，氣血與之順從，做到應和春夏陽氣上升而強健體中之陽，宜適秋冬陰氣盛旺而強健體中之陰。

四時陰陽消長對人體也會產生負面影響，如春夏傷陰，秋冬傷陽。為了使機體陰陽不致出現偏盛偏衰，並與外界環境保持陰陽協調，則春夏須注意滋陰，滋陰也是為了養陽；秋冬須注意壯陽，壯陽也是為了養陰。

王冰注曰：「陽氣根於陰，陰氣根於陽。無陰則陽無以生，無陽則陰無以化。全陰則陽氣不極，全陽則陰氣不窮。春食涼，夏食寒，以養於陽；秋食溫，冬食熱，以養於陰。滋苗者必固其根，伐下者必枯其上，故以斯調節，從順其根。」依此道理，練氣功暑夏可採「攪海吞津法」和「存想冰雪法」，寒冬則行「閉氣發熱法」和「存想火熱法」等等。這正是陰陽互根、相反相成之精義所在。除了四時因素，還要考慮地理因素。道理相同，就不細述了。

再有，練功養生必須注意自身體質的特點。陰寒體質之人，須多行生陽之法，陽熱體質之人，須多用滋陰之功。《靈樞·行針》篇，依據人體陰陽二氣比率的差別，把人分成五種氣質類型：重陽之人，陽中有陰之人，陰陽和調之人，陰中有陽之人和重陰之人。《靈樞·通天》篇按照陰陽太少理論，把人分為太陰之人，少陰之人，太陽之人，少陽之人和陰陽和平之人五類。《靈樞·陰陽二十五人》篇將陰陽與五行相配合，將人分為二十五種類型。

《內經》對人的這種類型劃分對養生有一定指導意義。我們在練功時，應當針對自己的陰陽體質特徵選取相應功法和行功時間方位，著意對相關的經絡俞穴進行推拿導引或點壓拍打。其目的在於不斷調整自身陰陽，補不足而去有餘，長久維持陰陽平和。

陰陽相交，生命可久

易學認為，陰陽交則通，通則久。氣功養生學依據這一原理，盡力設法使人體所含各種陰陽相互交流，以促成氣血經脈宣通，臟腑百骸暢達。

在氣功功法中，小周天和大周天比較典型地體現了陰陽相交的理論。小周天功法先須「百日築基」，為練內丹作準備。這時的任務是將自身中之精、氣、神培補充足。此精、氣、神又稱「三寶」，即用以煉內丹的原料——「藥物」，或稱「鉛汞」。當精充氣盛神宜之後，開始「調藥」。「調藥」用「凝神入氣穴法」，也就是「意守下丹田」。《玄膚論》說：「所謂凝者，非塊然不動之謂也。乃以神入於氣穴之中，與之相守而不離也。」此「氣穴」即氣海，又稱關元、靈谷、下田、天根等，都是指臍下同一處所。將清淨之神氣注入下丹田，其實質就是神（陽）與形（陰）的交合。

神氣注入下丹田之後，又是如何在體內進行「調藥」的呢？體內又發生了什麼變化呢？道家氣功將「調藥」過程稱作水火相濟，亦即水火相交。就是在虛靜的狀態下，運用意念默想，令腎水上升，心火下降，致心腎水火氤氳交合。這樣反覆進行，即可使神與精、神與氣相融相凝，結成所需的丹藥。

華陽道人施肩吾編撰《鍾呂傳道集》曰：「一點元陽，乃在二腎，且腎，水也。水中有火，升之為氣。因氣上升，以朝於心。心，陽也，以陽合陽，太極生陰。乃積氣生液，液自心降。因液下降，以還於腎……論其交合生成，乃元陽一氣為本。氣中生液，液中生氣。腎為氣之根，心為液之源。靈根堅固，恍恍惚惚，氣中自生真水。心源清潔，杳杳冥冥，液中自有真火。火中識取真龍，水中認取真虎，龍虎相交而變為黃芽，黃芽合就而結成大藥。」

腎為水，為陰，但陰中有陽，水中含火。心為火，為陽，但陽中有陰，火中含水。心腎相交，本是人體的正常生理過程，是實現人體代謝的基礎。現在透過靜功意念使這一相交的過程得到加強，對增長人體生命潛能大有裨益。所謂「真龍」「真虎」，即心腎功能中的精華。而「黃芽」乃是真龍真虎交合的產物，其實質是一種生命潛能。當此「黃芽」積蓄到一定程度，練功者會有特別感覺，此即「活子時」到來的景象。

明人鄭瑄說：「水下火上，名間隔。間隔則耗散而易盡。水升火降，名曰交媾，交媾則留戀而不離。知其關竅，守以大忘，靜極而動，真氣自生。升降交媾，皆自然造化。」（《昨非庵日纂》卷七《頤真》）他認為心火與腎水相交則能產生真氣，即元氣，也就是先天之精氣，與所謂「黃芽」同屬一物，是決定年壽與健康的根本。

活子時到來，標誌著煉丹的「藥物」已經調好，必須抓住此一時刻，立即將「藥物」導入「爐」中，「爐」即下丹田。藥物入爐後，則開始進行周天烹煉，用意念和呼吸之法逼使藥物過下鵲橋，入督脈，沿督脈上行，過尾閭、夾脊、玉枕三關，流注泥丸（上丹田），再過上鵲橋，轉進任脈，沿任脈下行，經中丹田，回至下丹田。繞行一周，即烹煉一次。待下次活子時到來，再繞督任運煉。

督脈總督一身陽經，有「陽脈之海」之稱，任脈總任一身陰經，有「陰脈之海」之稱。小周天運煉，一方面使全身陽經與陰經、陽臟與陰臟、上部與下部進一步交融，人體的生命潛能增強；另一方面，「藥物」在循行過程中，融合督任二脈中的陰陽精氣，將其凝結，使「藥物」的水平不斷提高。大約經過三百次的周行運煉，藥物化為「丹母」，就為煉成大藥金丹做好了準備。煉精化炁階段至此完成。由上可見，小周天運煉實質上是在意念的主導下，使體內陰陽不斷交合的過程。小周天功以後天八卦圖為指導，在後天八卦圖中，離居上，坎居下。與十二地支相配，則離在午位，坎在子位。與人體相合，則百會處為離，會陰處為坎。小周天循行，正是將坎離上下連為一體，故李時珍曰：「任督兩脈，人身之子、午也。乃丹家陽火陰符升降之道，坎離水火交媾之鄉。」（《奇經八脈考》）

在小周天循行過程中，逆督脈而上，為「進陽火」，順任脈而下，稱「退陰符」。此處運煉功夫以上升（沿陽脈）為陽，以下降（沿陰脈）為陰。這種陰陽的劃分對於掌握小周天運煉的「火候」，有指導意義。

「火候」是指煉內丹的不同階段，在調息和運用意念上所須把握的方法與分寸。「進陽火」時，意念相對要強，在呼吸上，吸氣著意而長，呼氣自若而短。吸為陽，呼為陰。著重於吸，也就是以陽為重。「退陰符」時，意念相對平穩，在呼吸上，呼氣著意而長，吸氣自若而短。著重於呼，也就是以陰為重。在「進陽火」的「卯時」階段和「退陰符」的「酉時」階段，實行「沐浴」。「沐浴」就是休息，停止用功：意念放鬆，呼吸如常。經過一段休整之後，再行用功，完成「進陽火」和「退陰符」。

道家內丹功夫非常重視火候，火候的實質主要在於用意的強弱緩急。如武火用以急運，文火用以緩行。採藥須用武火，運煉常以文烹。「未得丹時，須借武火以凝之，既得丹時，須借文火以養之。」（《性命圭旨・口訣》）火候根據不同需要，可分下手火候、止歇火候、進陽火候、退陰火候、還丹火候、大丹火候、增減火候、溫養火候，等等。張伯端云：「縱識朱砂與黑鉛，不知火候也如閑；大都全憑修持力，毫發差殊不作丹。」（《悟真篇》）

混然子亦云：「修真內煉之要，鼎中之水不可乾，爐內之火不可寒……凡作丹之時，行武煉文烹之功，大要調和火力。若用之太過，則火燥水乾；不及，則水濫火寒。務在行之停勻，一刻周天，水火既濟，鼎內丹結，自然而然也。若差之毫髮，不成丹矣。」（《入藥鏡》注）

由上可見，火候對於實現坎離水火的和諧交媾，極為重要。強調火候，就是要求準確地掌握實施意念功力的「度」，使之恰如其分。這樣才能將神與精、氣融合成所需要的內丹。這種見解和煉丹要求，充分體現了易學的尚中求和思想。

古人依據「天地交而萬物通」之理，認為男女交合有益於交合雙方的健康和長壽。如馬王堆漢墓帛醫書《十問・第三》寫道：「接陰之道，必心塞葆，形氣相保。」「形氣相保」是說男女交合會使雙方身心都得到益處。只要適當得法，「虛者可使充盈，壯者可使久榮，老者可使長生。」在這一思想指導下，古代氣功養生學在漫長的摸索過程中，建立起內容豐富的「房中術」，作為養生長壽的重要方法。應當肯定，房中術所依據的基本原理是正確的。因此，房中術無疑是一份寶貴的人體科學的遺產，有待於我們整理和研究。

順成人，逆成丹

人體生化可逆性原理是中國氣功養生學的重要組成。圜道觀對這一原理的提出和論證起了促進作用。與此同時，內丹功法又利用陰陽結構理論對人體返本回元的過程與機理做了一定程度的說明。元人陳致虛云：「精氣神三物相感，順則成人，逆則成丹。何謂順？一生二，二生三，三生萬物，故虛化神，神化氣，氣化精，精化形，形乃成人。何謂逆？萬物含三，三歸二，二歸一，知此道者，怡神守形，善形煉精，積精化氣，煉氣合神，煉神還虛，金丹乃成。」（《金丹大要・上藥篇》）這是對內丹功的一段總體性分析。而內丹功關於小周天的解說，則對此一問題論述得更加細密、透徹。

內丹功法認為，小周天運煉的性質是煉精化氣，目的在於將後天的精氣返回到先天的精氣。對於養生延壽說來，這就比一般地維持「陰平陽秘」以推遲衰老，具有更高一層的、更為積極的意義。煉精化氣的成功意味著使人的生理年齡和心理年齡變得更為年輕，這正是中國氣功養生學的高妙與精髓。

明人陸西星曰：「故童初之子皆聖胎也。自夫情竇一開，而渾淪之體破矣。渾淪之體既破，則凡吾身之所有者日改月化，動皆落於後天。……造化之理，順則成人，逆則成丹，神妙自然，不可誣也。」（《玄膚論・內外藥論》）

道家氣功學所說的渾淪聖胎，是指充滿生命潛能、秩序水平最高的人體組織形態。此為先天。當男女之欲萌生，則生命潛能開始耗散，機體的秩序水平下降。此為「渾淪之體既破」，逐漸淪於後天。但伴隨這一過程的卻是人的成長與成熟。這是人體氣化固有的前進方向，故曰「順則成人」。而內丹氣功則是要恢復耗散了的潛能，返回原有的秩序，即後天還先天，故曰：「逆則成丹」。人體氣化的順與逆，都必須符合造化之理，不可亂來。

《性命圭旨》利用易學的陰陽結構理論，對此可順可逆的造化之理做了進一步的說明。它說：「人稟氤氳之氣，而生而長。至於二八之年，則九三之陽乃純。當是時也，豈非上德之大人乎！忽天一朝謀報渾敦之德者至，乃日鑿一竅（《莊子・應帝王》。借喻「渾沌鑿竅，七日而死」的寓言故事），則九三之陽，蹄驟奔蹶，而去之六二之中矣。由是乾不能純而破於離，坤有所含而實於坎。若夫至聖神人，能知道體太極之所以判，能知死生根本之所以始，能知乾坤陰陽之所以乘，能知天玄地牝之所以交，是以法乾坤之體，效坎離之用，握陰陽之柄，過生死之關，取坎中之陽，填離中之陰。離陰既實，則復純白為乾矣。斯時補足乾元，復全渾敦，以全親之所生，以全天之所賦，是為囫囫圇圇一個完人。」（《大道說》）

《性命圭旨》作者認為，人至十六歲，則長成純陽之體。「九三」指乾卦九三爻，其爻辭曰：「君子終日乾乾。」借此「乾乾」二字，以示十六歲時為純陽之體，可與上德之大人相比。可是按人的正常發育和成長，自十六歲起，人生的各種欲望急驟發生，即所謂「日鑿一竅」，於是渾敦之德受到破壞。如果用卦象作比喻的話，就像是乾卦中間的陽爻與坤卦中間的陰爻（即六二）發生了置換，從而乾變為離，坤變為坎，說明純陽之體已經攙入雜質。這就是說，人從欲起之時開始向衰老邁步。

但是，氣功養生學懂得太極陰陽宇宙剖判之理，知道萬物生死的根源在於四時陰陽，並應用這些道理指導氣功養生，而內丹之法的要旨正在於令乾坤變坎離的過程逆轉，由坎離再變回乾坤，使受到破損的人身之德得到修復，滌除其雜質，回返其純真，重新成為渾敦上德之人。

先天八卦圖，乾居南，坤居北。後天八卦圖，離居南，坎居北。人體衰老的過程猶如由先天八卦變為後天八卦，而內丹修煉的過程則使後天八卦回復到先天八卦。從氣功在人身所產生的效果說，就是返本回元。

內丹功法對煉精化氣的這一套解釋，與現代系統論頗有暗合之處。現代系統論指出，系統所含信息量越大，其秩序水平越高，該系統的組織程度也就越高，系統的自我調節能力也就越強。但是，由於系統內外矛盾的作用，系統所含信息量會自動消耗，其秩序水平、組織程度會不斷下降，而混亂因素則逐漸增多，以致最後系統瓦解。這是一個自發的「熵」增過程。因此，要維持和提高該系統，就必須不斷地向其輸入相應的物質、能量和信息，或稱「負熵」，以抗拒「熵」增的自發趨勢，甚至達到「熵」減。

古代丹家用乾坤變坎離，即純陽純陰的破壞來描述人體的衰老，用坎離變乾坤，即純陽純陰的恢復曉喻「返老還童」，這就形象地說明，人體衰老的本質在於人體系統內在結構秩序性降低，而混亂增加。這種解釋與現代系統論所謂「熵」增和「熵」減極為相似。

值得注意的是，內丹功法的一個重要特點，是強調依靠人體系統自身的能力，即功法所要求的意念來實現這一增加負「熵」的工程。也就是說，通過人體系統內部的自我調節，以恢復被破壞了的秩序。當然，中國氣功養生學決不排斥，而且積極努力從外部向人體系統輸入負「熵」。如自覺地調整神形，使機體與外部的各種物、能、信的交流更為通暢，包括經由煉功採入精氣，排出病氣、濁氣等等，就屬於這一範疇。

不過，內丹功法主張在人體系統內部進行自我調整，採用自身固有的精、氣、神煉成內丹，以提高生命的層次，超越自我，這一特點是很明顯的。

第四章　太極：寶貴的生命之源

陰陽是天地萬物的根本法則，陰陽相推而生變化，陰陽相交萬物通達。那麼，陰陽作為「道」如何演生萬物？陰和陽通過什麼來實現其相互作用？天地萬物又是借助什麼來實現其循性而通和物物相通？要回答這些問題，就使我們步入太極氣學的領域。

只有對太極氣學做一番研究，才能把握易學的整體觀。只有懂得了太極和氣對生命的意義，才能深入了解陰陽法則如何在人體中發揮作用。這對於認識人體和養生延年無疑是非常重要的。

太極演生萬物

天地是世間最大的陰陽，萬物為天地所生，而產生天地的是太極。

從太極到六十四卦

《繫辭上傳》曰：「易有太極，是生兩儀，兩儀生四象，四象生八卦，八卦定吉凶，吉凶生大業。」此是講，揲蓍成卦的過程。同時易學家將其理解為宇宙生成的過程。意思是，宇宙的生化變易，是由太極開始的。太極作為宇宙的始初，是渾然的統一物。太極生出兩儀，即天地，可用一陰爻和一陽爻，以一爻結構（或陰或陽）表示。兩儀交感生出四象，即所謂「天地革而四時成」（《彖傳．革》）。反映在卦象上，則需四陰爻和四陽爻，通過二爻結構，以老陽⚌、少陰⚍、少陽⚎、老陰⚏來表示。少陽像春，老陽像夏，少陰像秋，老陰像冬。由於四時運行，天、地、雷、風、水、火、山、澤八種自然物便形成了，則為八卦。兩儀也可理解為陰陽二氣。

《繫辭上傳》關於太極演生陰陽四象和八卦的過程，經後人的解釋，便成為宇宙演化的模式。如《易緯．乾鑿度》就提出宇宙演化的四階段說：「有太易，有太初，有太始，有太素。」以太易為「未見氣」的虛無，以太初、太始、太素三者「氣形質」混而未分的「渾淪」為太極，說明宇宙由太易到太極，再到陰陽二氣和天地萬物的演化過程。

在易學史上，系統地論述過宇宙演化過程的著名學者還有北宋周敦頤。他的《太極圖》和《太極圖說》，在宇宙系統演化理論中是很有代表性的。下面我們將《太極圖說》中的有關部分摘引出來：

「無極而太極。太極動而生陽，動極而靜，靜而生陰。靜極復動。一動一靜，互為其根；分陰分陽，兩儀立焉。陽變陰合，而生水、火、木、金、土。五氣順布，四時行焉。五行，一陰陽也；陰陽，一太極也；太極，本無極也。五行之生也，各一其性。無極之真，二氣之精，妙合而凝。乾道成男，坤道成女。二氣交感，化生萬物。萬物生生，而變化無窮焉。」

說《太極圖說》有代表性，是因為它巧妙地將儒、道和陰陽五行學派的宇宙演化思想綜合成一體。無極概念來自《老子》「復歸於無極」。太極，概念最早見於《繫辭上傳》。關於太極化生陰陽，構成兩儀，以及「乾道成男，坤道成女」，二氣化物，變化無窮的思想，均採自《繫辭傳》。然而《繫辭傳》中並無五行觀念。周敦頤認為陰陽二氣產生五行，「五氣順布」，「各一其性」等，是對漢儒陰陽五行學說的發揚。

從《易傳》、《易緯》、《太極圖說》以及其它有關材料可以看出，中國古代學者把宇宙的演進看作是系統發育、成長和分化的過程，由簡單到複雜，由單一到萬變，由初級到高級。這一演進過程明顯地表現出階段性、層次性。依據《太極圖說》，它表現為：無極——太極——陰陽兩儀——五行四時——無窮萬物。變化萬千的無窮萬物並非散漫無序，各自隔離。它們有著嚴格的規範和高度的統一。五行——陰陽也，陰陽——太極也，太極本無極也。表明世界萬物分為若干層次和等級，它們既由最高的本體——「無極」一級一級演化生成，同時又被「五行」、「陰陽」、「太極」、「無極」一層一層約制、統攝，形成一個金字塔形的等級結構大系統。本來道家偏重討論宇宙的發生演化，儒家著意研究宇宙的現狀結構，周敦頤則把這兩個方面結合起來了。

中國古代宇宙演化論還從發生學上闡明了萬物同宗、宇宙一體的觀點，豐富了宇宙是一個整體的思想。它表明，在我們生活的這個宇宙裡，在我們認識的視野之內，天地萬物之間，不僅有緊密的結構關係和嚴格而鮮明的秩序將他們聯繫起來，而且由於它們出於同一個萌胚，經歷了同一個演化過程，因而具有深刻的一致性、統一性、相似性。這就使宇宙萬物是一個整體的思想，獲得了更加深刻的內涵。它啟示人們，這種由共同發生而導致的內在同一，乃是宇宙間各個層次、各個等級之整體形成的基礎，同時也是氣與氣、形與氣、形與形、神與氣能夠相互轉化、相互融通、交流的根據。

太極與宇宙信息模型

從太極（或無極、或道）到萬物的演化，是由單一到萬變的過程，同時也是由潛在到展開的過程。依照易學和中國哲學的觀念，宇宙的演化正是「一」和「多」相統一的體現。周敦頤說：「二氣五行，化生萬物。五殊二實，二本則一。是萬為一，一實萬分。萬一各正，大小有定。」（《通書‧理性命》）「一」是太極，「萬」指多種多樣的事物。萬物由陰陽五行化生而來，陰陽五行又統歸於「一」，所以「是萬為一，一實萬分」。由於萬事萬物都是由原始的「一」衍生出來，因此，在原始的「一」中，應當潛涵著後來萬事萬物的基因，否則不可能由「一」過渡到「萬」。

反過來，在形形色色的每一個體中，又必定以某種形式保留著開始的「一」以及它們各個發展階段所表現出來的內容。由此可以得出這樣的結論，既然一中有多，多中有一，那麼，無論是原始的「一」，還是「多」中的每一個體，都必定涵納無限眾多的屬性。

我們再來看看，《易傳》是如何通過六十四卦來表現宇宙信息的。依《易傳》作者的看法，《易經》以乾坤二卦為始，既濟未濟二卦為終，逐層展開六十四卦，包含了宇宙的全部信息。這是因為，從時間方面說，它們所具有的六爻結構，邏輯地反映了宇宙由太極至兩儀，至四象，至八卦，至全部吉凶大業的演進過程。因此，宇宙發展史的所有信息以凝縮形式，打印在任一卦中。

《繫辭下傳》曰：「易之為書也，廣大悉備，有天道焉，有人道焉，有地道焉。兼三才而兩之，故六。六者非它也，三才之道也。」《易經》六十四卦，每卦六爻，上二爻代表天，下二爻代表地，中二爻代表人，即所謂三才之道。後人依此，認為每一個六爻卦都標示由天地人組成的宇宙整體。

從空間方面說，每一別卦又隱藏著其餘六十三卦陰陽推蕩剛柔相摩的全部變化。《繫辭下傳》曰：「因而重之，爻在其中矣。剛柔相推，變在其中矣。」「變動不居，周流六虛。上下無常，剛柔相易。」「六虛」，是指六個爻位。表明任何一卦，由於陰陽二爻的自由相推，都具有變出六十四卦的可能性。對於這一關係，王夫之有最為透徹的說明：

「夫陽奇陰偶，相積而六。陽合於陰，陰體乃成。陰合於陽，陽體乃成。有體乃有撰。陽亦六也，陰亦六也。陰陽各六，而見於撰者半，居為德者半。合德撰而陰陽之數十二，故《易》有十二；而位定於六者，撰可見，德不可見也。陰六陽六，陰陽十二，往來用半而不窮。其相雜者，極於既濟、未濟；其相勝者極於復、姤、夬、剝；而其俱見於撰以為至純者，莫盛於乾、坤。……由此觀之，陰陽各六，而數位必十有二，失半而無以成《易》。故因其撰求其通，窺其體備其德，而《易》可知已。於乾知六陰，於坤知六陽也，其雜勝也，能雜於六，而有能越於十二者哉？」（《周易外傳・系辭傳下第六章》）

六十四卦每卦六個爻位，用陽爻（⚊）和陰爻（⚋）兩種爻符任意向這六個爻位填充，至多能配出六十四種卦畫，需要六根陰爻和六根陽爻，不必多亦不可少。然而陰陽相合，互依互根，不可分離，因此每一根爻實際上應當由兩面組成，一面為奇為陽，一面為偶為陰。分而視之為十二，合而成體僅為六（「陽奇陰偶，相積而六」）。將此六根合爻按六爻結構的要求鋪排在桌面上，則顯於外的為六面，背而隱的為六面（「見於撰者半，居為德者半」）。任何一根陰陽合爻，都可隨意翻轉，於是由這六根合爻即可演示出六十四種卦象。故爾，它們靜止下來則為一卦，運動起來就展現出六十四卦。

《易經》六十四卦可以看作是這樣一個由六根合爻不斷翻轉，不斷變換的無限循環過程（「往來用半而不窮」）。

依照王夫之的設計和分析，《易經》中之每一卦，無不包含著全部六十四卦的信息。其中一卦的信息為顯性，其餘六十三卦的信息為隱性，潛在地存儲於卦體之中。而呈現於我們面前處於流轉循環之中的六十四卦，正可謂一卦內涵的盡性展開。王夫之說：「陰陽之撰各六，其位亦十有二，半隱半見。見者為明，而非忽有。隱者為幽，而非竟無。」（《周易內傳》）從信息的表現形式說，一卦與六十四卦之間，各不同卦之間有很大差異；但從所含信息的內容說，它們卻是等價的。

六十四卦既可以看作是並時存在的萬種事物，同時也可以看作是一個進程。所以這個宇宙全息模型既在空間的範圍內展現，也在時間的延續過程中顯示出來。這時，每一卦都代表事物發展的一個階段。而每一發展階段的事物，事實上都蘊含著六十四卦的全部信息。不同的是，各不同階段的事物，只顯現該階段所應顯現的屬性，其他屬性則被隱蔽起來。

太極即氣：氣是宇宙的本體

太極生萬物，但其自身究繫何物？兩漢時期的眾多學者用混沌未分的元氣解太極，如劉歆、王充、鄭玄等人即是。宋代的張載和明清之際的王夫之，也都將太極解說成氣。不過也有以「理」說太極者，如朱熹。這種差別對於氣功養生學說來，實際關係不大。

因為主氣論者認為，氣即理，或氣的生化過程即理。而主理論者強調，理本氣末，有理則有氣在。由於氣功養生學重視精、氣、神在人體中的作用，所以偏向於太極即氣說。

氣概念的形成

氣概念的原型是大氣和其他一些氣態物質。許慎《說文》云：「氣，雲氣也。象形。」「雲，山川氣也。」段玉裁注：「氣本雲氣，引申為凡氣之稱。」但是，中國古代哲學和其他許多學術領域裡的氣概念，與自然界的氣態物顯然有著本質的差別。應當看到，中國先民之所以特別重視「氣」，並把大氣之氣最終昇華為哲學之「氣」，與中國古代「重己」、「先己」的主體精神是分不開的。

中國傳統的主體精神是內向性思考，表現為珍惜人的生存，強調「全生」的至高價值。「全生」的意義在於：「於身無所虧，於義無所損。」（東漢高誘）就是說，既要愛惜生命，享盡天年，又要身體力行盡到人生的道德責任。而內向性思考促使我們的祖先將實踐的成敗主要歸因於「自我」，從而對人類戰勝災害，同化自然，創建文明，產生出極高的自豪感。於是人的地位與日俱增，對於生命的看重和著意研究，逐漸演成一種民族的社會和學術的風尚，上升為一種具有哲學、倫理和審美意義的概念，一種天賦的神聖的道德義務，而遠遠超出了單純保健延年抗拒死亡的生理學目的。

生命存在的最基本、最首要的條件是呼吸。呼吸停止，意味著生命的結束。中國遠古先民在內向性思維的引導下，很早就發現，寧靜的心理狀態，合理的呼吸方式，適當的形體動作，可以產生紓解疲勞、提高神智和袪病延年的效果。這就是中國最早的氣功。

《史記·扁鵲列傳》稱：「上古之時，醫有俞跗，治病不以湯液醴酒」，而以「鑱石、撟引、案撫、毒熨……練精易形。」傳說俞跗為黃帝時人，撟引、案撫為上古時代的氣功療法。《內經》也說：「古之治病，惟其移精變氣，可祝由而已。」（《素問·移精變氣》）移精變氣是「傳精神，服天氣」的靜功療法。在古代文獻中，有關氣功的資料極為豐富。可以肯定，氣功的發現和所取得的驚人成效，是中華民族特別鍾情於「氣」的一個重要原因。

但是，單只有對生命和生命之氣的重視，還不可能造就出一個具有世界本原意義的哲學範疇。而達到這一點，又依靠了由主體推認客體的一體思維。由主體推認客體，是中國傳統主體意識的另一個方面，同時也是天人合一觀和宇宙一體觀在認識方法上的表現。中國哲學普遍認為，人是宇宙的中心，人集中了宇宙萬物的各種屬性的精華，人和宇宙遵守共同的規律法則，所以凡是人所具有的屬性，從本質上說，也為宇宙萬物所具有。

人的最基礎的特徵是生命。推己及物，古人認為生命也是宇宙萬物的基本屬性。那麼，既然人的生命以呼吸為首要條件，天地萬物的生命自然也以氣為基本前提。這是一個十分簡單的推論。

《內經》說：「自古通天者，生之本，本於陰陽。天地之間，六合之內，其氣九州，九竅，五藏，十二節，皆通乎天氣。」（《素問‧生氣通天》）肯定氣為天地萬物生命之本。

中國古代學者普遍地視宇宙本質為一無限延續的生命過程，而尊生為世間最可寶貴的品德。故《繫辭下傳》曰：「天地之大德曰生，聖人之大寶曰位。何以守位？曰仁。」何謂「仁」？

就是要愛惜人和天地萬物的生命，如孟子所說：「仁民而愛物。」而生命的根基在於氣。因此，當思維提出宇宙本原或次本原這樣的問題時，自然多數學者主張非氣莫屬。氣能夠上升為哲學範疇，易學是起了很大作用的。除了易學的重生思想大大推動了人們對氣的重視以外，易學家們將氣與太極以及將氣與道聯繫起來，對於氣一元論的形成，乃是關鍵的一步。

氣是物質、功能、信息三者的綜合

中國古代哲學認為，氣是構成天地萬物的物質原素，這一點已被人們充分了解，並做過較多的研究。《繫辭上傳》曾曰：「精氣為物，游魂為變。」肯定有形之物是由氣構成的。《易傳》的這種見解在戰國時代已很流行。如荀子說：「水火有氣而無生，草木有生而無知，禽獸有知而無義，人有氣、有生、有知亦且有義，故最為天下貴也。」（《荀子・王制》）依照荀子的看法，世界萬物分為四個由低到高的等級：水火、草木、禽獸、人。而氣是四個等級共同的根基。

我們再回到易學上來。漢代易學家們則直接把「元」解作氣。乾元即陽氣，坤元即陰氣。陰陽二氣交感生成萬物，故曰：「萬物資始」，「萬物資生」。也正是因此，陰陽二氣固有善的品德，唐孔穎達則以「陽氣昊大」，「始生萬物」解釋「乾元」，以「坤元之氣」使萬物成形解釋「坤元」。這表明氣是構成天地萬物的始基。

氣不僅具有物質屬性，而且具功能屬性。應當明確的是，說氣具有功能動力的內涵，並不只是說，客觀上，氣物質具有運動的能力，功能含蘊於物質之中，而且是說，「氣」本身同時就是標示功能動力的概念。漢唐易學以氣解「元」，而乾元為始萬物，坤元為生萬物，由此我們也可以把「氣」（元）理解成始生萬物的功能和動力。《繫辭上傳》又曰：「精氣為物，游魂為變，是故知鬼神之情狀。」朱熹注：「易者，陰陽而已。幽明死生鬼神，皆陰陽之變。」（《周易本義》）陰陽是世間一切變化的動力泉源，而陰陽即陰氣和陽氣。陰氣和陽氣既是兩種物質，同時又是兩種功能，因而既是幽明死生鬼神的生成者，又是它們的推動者。《易緯・乾鑿度》說：「變易也者，其氣也。」《易緯・乾坤鑿度》又說：「乾坤成氣，風行。天地運動，由風氣成也。」這些論述明確認定氣是天地萬物運動變化的動因。

《管子・樞言》曰：「有氣則生，無氣則死，生者以其氣。」表明氣對生命運動具有特別重要的意義。而生命被看作是宇宙的本質，因此，當古人把氣視作宇宙本原時，在很大程度上是將氣作為生命的活力，即一切生化活動的源泉來看待的。關於這一點，明人張介賓表述得十分清楚：「夫化生之道，以氣為本，天地萬物莫不由之。故氣在天地之外，則包羅天地；氣在天地之內，則運行天地。日月星辰得以明，雷雨風雲得以施，四時萬物得以生長收藏，何非氣之所為也。」

（《類經・攝生類三》）肯定天地萬物的生化皆是氣的推動。

氣雖然一開始即在很大程度上代表功能，但是自始至終並沒有失去其物質的屬性。只是在不同場合，氣概念之使用有不同的側重。

說氣既代表物質，又代表功能，還不完全。氣是一個十分典型的綜合性概念。從古代有關氣的資料，我們有理由說，氣同時還代表理。如《管子》「四篇」中，「道」與「氣」通用。《莊子》也有氣道通聯的意向。自漢代以後，以氣解道、氣道合一則成了一種趨勢。而道即理，或含理義。雖然歷代學者對道氣關係的看法並不完全一致，但確有許多人主張道氣合一、理氣合一。

由於理氣合一，這就意味著，理以氣的形式存在，氣的運動就是理的運動，氣的作用就是理的作用。因此當提到氣的時候，它並不是單純往來流動的精微物質，而是攜帶著、體現著規定性、秩序性的載體，是規定性與載體的統一。所以古人對氣概念的應用，在很多地方有「信息」的意義，前引的《繫辭上傳》所云：「精氣為物，游魂為變，是故知鬼神之情狀。」

所謂「游魂」之變，「鬼神」之情狀，照宋人的解釋，雖然並不是指幽靈或上帝，但是，它們與一般的運動變化又有不同。這不同正在於它們具有明顯的信息傳遞、信息加工和信息反饋一類的特點，或者說，是一種無形體可察，卻又帶有智慧屬性的變化形式。故以「游魂」、「鬼神」名之。而《繫辭傳》作者認為，這一類現象的承擔者和實現者也是氣。

《管子・內業》說：「是故此氣也……敬守勿失，是謂成德，德成而智出，萬物畢得。」又說：「博氣如神，萬物備存。能摶乎？能一乎？能無卜筮而知吉凶乎？能止乎？能已乎？能勿求諸人而得之已乎？思之，思之，又重思之，思之而不通，鬼神將通之，非鬼神之力也，精氣之極也。」

由於氣攜帶著宇宙的法則、規定、秩序、條理和一切屬性，因而把握了氣，借助於氣，即可提高智慧，產生靈感，獲得關於天地萬物的道理（「萬物畢得」，「萬物備存」）。故氣又稱靈氣。

✖「其細無內，其大無外」

氣具有「其大無外，其小無內」的重要特性。最初指出這一點的不是易學，而是道家。但是，這一思想也為易學和各家各派所接受。

《管子・內業》曰：「靈氣在心，一來一逝，其細無內，其大無外。」《管子·心術上》：「道在天地之間也，其大無外，其小無內，故曰不遠而難極也。」這裡道與氣相通。就是說，一方面氣無限廣大，另一方面又無限細小。《莊子》有言：「至精無形，其大不可圍。」（《秋水》）又說：「精至於無淪，大至於不可圍。」（《則陽》）表述雖然不同，也是指氣。

這裡顯然有一個矛盾：其細無內，就是無限細小，那麼無限細小的物體能夠組合成其大無外的宇宙嗎？這個問題在古希臘的哲學家們中間，曾經引起過爭議。然而在古代中國，似乎是不言自明的。戰國著名辯者惠施說過：「至大無外，謂之大一；至小無內，謂之小一。」（《莊子·天下》）肯定無外之大與無內之小相聯通，二者統一於「一」，可能即指「道」和「氣」。此外，在屈原《遠遊》、《管子·宙合》、《淮南子·俶真訓》中，亦見到類似的記述。實際上，一般談氣的哲學家都承認對氣的這一規定。

中國的傳統思維偏向於事物的連續性，看重連續性超過間斷性。在這種觀念指導下，中國哲學把氣看作一種絕對連續無間的物質存在。哲學家們說：「太虛無形，氣之本體。」①「氣不離虛，虛不離氣。」②「氣無空隙，互相轉應也。」③這是堅持「其細無內」和「其大無外」的必然的邏輯結論。也正是由於著眼於事物的連續性，因而在思維中，能夠毫無困難地將無限小的氣與無限大的氣銜接起來。

氣聚成形，形散為氣

氣與形可以相互轉化的思想，大約是戰國時期明確提出來的。在這個時期，氣被提到宇宙本原的地位。因此，必不可免地要在理論上溝通氣與萬物的聯繫。前引的《繫辭上傳》說：「精氣為物，游魂為變。」晉人韓康伯注曰：「精氣氤氳，聚而成物，聚極則散，而游魂為變也。游魂言其游散也。」（見《周易正義》）可見在《繫辭傳》的這句話裡包含著氣聚而成有形之物，物散而為無形之氣的思想。《彖傳·咸》曰：「二氣感應以相與……天地感，而萬物化生。」也肯定了萬種有形物類的生成，是由天地陰陽二氣感應凝聚的結果。

①張載：《正蒙·太和》。
②王廷相：《雅述》上篇。
③方以智：《物理小識·光論》。

漢代易學家以氣解太極，解道，解乾元坤元，故對氣與形的相互轉化多有論及。如《易緯・乾鑿度》說：「夫有形生於無形，乾坤安從生？……太易者，未見氣也，太初者，氣之始也；太始者，形之始也；太素者，質之始也。」鄭玄注：「天地本無形而得有形，則有形生於無形矣。」

宋代張載在其《繫辭傳・上》中說：「氣聚則離明得施而有形，氣不聚則離明不得施而無形。方其聚也，安得不謂之客？方其散也，安得遽謂之無？」氣聚而成有形之物，為肉眼可見，故為顯，為明。但這只是暫時的，因而有形之物終歸要毀壞散解，重歸於氣，所以稱其為「客」。當有形之物散解復歸為氣之後，由於喪失形體不被肉眼所見，故稱其為幽，為隱，但並不是空無。

張載稱氣的本然狀態為「太虛」，並強調「太虛即氣」。他說：「太虛不能無氣，氣不能不聚而為萬物，萬物不能不散而為太虛。」（《正蒙・太和》）這就進一步申明，氣聚成物和形散為氣的相互轉化，是必然要不斷進行的自然現象。「聚且散，推蕩所以妙乎神。」（《繫辭上傳》）說氣聚、形散的變化是極其神妙的，是氣的本性使然。

一般地說，氣有聚散的前提，是承認氣具有顆粒形態的特徵。只有這樣，才能「聚而成形，散而為氣」。事實上，古代學者對氣的理解並不始終一貫，也不完全統一。在一些具體場合，他們所說的氣常常是指自然界中的某種氣態物質，如「天氣」、「地氣」、「風氣」、「水氣」、「雲氣」、「濕氣」、「火氣」等等，這些氣本身確實是顆粒形態的能聚能散的物質存在。

《內經》說：「何謂氣？曰：上焦開發，宣五穀味，熏膚，充身，澤毛，若霧露之溉，是謂氣。」（《靈樞‧決氣》）用「霧露」形容人身營衛之氣，這就明顯地把氣看作是一種精微的物質顆粒。可見氣概念融合著兩個方面，一是「細無內，大無外」之氣，帶有很大的哲學思辨性和邏輯推理性；一是「聚成形，散為氣」之氣，帶有很大的直觀性、可感性。這兩個方面都是氣概念的組成部分。

太極氣學與氣功養生

以氣學的觀點看宇宙，宇宙的本體是虛，虛即氣，氣無形。而有形之物為實，為氣凝聚而成。由於氣的推蕩、氤氳、傳遞，形和氣不斷相互轉化，一切事物處於永恆的生化過程中。人是一個小宇宙，自然也以氣為自身存在的本體。他不僅生存於太虛即廣闊的氣世界之中，而且其自身就是一個氣的世界。

正如西晉葛洪所云：「人在氣中，氣在人中。」（《抱朴子・內篇・至理》）人體內的整體聯繫及人體與宇宙的聯繫，是經由氣實現的。由於氣「其細無內，其大無外」，故無所不至，無不通透，又由於氣是物質、功能、信息三者的統一，所以氣的聯繫無微不入，無所不包。

本書第一章第四節援引了《內經》關於一般生命系統模型的一段論述。人體正是這一理論模型最充分的體現。「出入廢，則神機化滅，升降息，則氣立孤危。故非出入，則無以生長壯老已；非升降，則無以生長化收藏。是以升降出入，無器不有。故器者，生化之宇。」（《素問・六微旨》）

《內經》強調人體和一切生化系統無不時時進行著「升降出入」的氣化運動，以使機體內部以及機體與外部世界維持著緊密的有機的整體聯繫。而實現這「升降出入」的，除了一少部分是有形物質以外，主要的是氣，而且是氣的能動作用推動著升降出入的進行。由此看來，人體可以分為兩個層次，或兩個部分。一部分為「實」，一部分為「虛」；一部分是「形」，一部分是「氣」。這兩部分完全融合在一起，表現為「形在氣中，氣在形中」。而人體之氣是人體之形存在的根基，是所有生命活動的源泉。故唐代孫思邈說：「人身虛無，但有游氣。

氣息得理，即百病不生。」（《千金要方・調氣法》）

可見中國人體科學所著意研究的是人的無形之體，是氣在人這一「生化之宇」裡的「升降出入」。而西方醫學所著意研究的是人的有形之體，是人體有形組織的生理病理機制。

氣的人體觀是氣功學的基礎

基於這樣的一種人體觀，歷代氣功家和醫家極為重視「氣」。《內經》曰：「天地合氣，命之曰人。」（《素問・寶命全形》）人作為有形之軀，不僅為氣聚而成，更為重要的是，人的生命來源於天地之氣。故《內經》又曰：「人以天地之氣生。」（《素問・寶命全形》）

類似的論述很多，如《難經・八難》：「氣者，人之根本也。」南朝陶弘景：「氣全則生存，然後能養至。」（《真誥》卷六）《太上老君養生訣・服氣訣》：「形者，神之主；氣者，神之命。是以形神所假，資氣而存。」明人張介賓：「生化之道，以氣為本，天地萬物莫不由之……人之有生，全賴此氣。」（《類經・攝生類三》）

氣功學最重人體之精、氣、神，認為只要此「三寶」旺盛，人體就強健，壽命就長久。而在精、氣、神三者之中，氣是精和神的基礎，是其生命的根據。精與氣相互化生，然歸根到底以氣為本。神雖為全身之君，統攝精、氣，但神本身也是氣，須資氣而生。由此可見氣的重要。

宋人楊士瀛曰：「人以氣為主。一息不運則機緘窮，一毫不續則穹壤判。陰陽之所以升降者，氣也；五臟六腑之所以相養相成者，亦此氣也。盛則盈，衰則虛，順則平，逆則病，氣者也，非獨人身之根本乎！」（《仁齋直指小兒方論》）正是因此，氣功一般說來雖然以調心為主，但心神的作用還要通過氣來實現，還要落實到氣上。張介賓總結歷代氣功理論，指出：「氣聚精盈則神王，氣散精衰則神去。故修真諸書，千言萬語，無非發明精氣神三字。然三者之用，尤先於氣。故《悟真篇》曰：『道自虛無生一氣，便從一氣產陰陽。』……蓋以天地萬物皆由氣化，氣存數亦存，氣盡數亦盡，所以生者由乎此，所以死者亦由乎此。」（《類經·運氣類四十一》）這就表明，氣功和中醫學關於氣在養生中的重要意義，又是以氣的人體觀為依據。

探尋養氣、調氣的方法與機理

太極即氣、氣道合一的觀點對氣功養生學產生了重大影響。從氣即道，道即氣，氣功養生學得出了兩條結論：一是得道即得氣，氣充即道盈；一是氣行即道行，行道即順氣。在這種觀念指導下，氣功養生學認為，氣在機體內充盈豐富，人的生命力就強壯而富有潛力。因為氣即太極，即宇宙的種子。它深藏著演生萬物和化育人體的深厚內蘊，寓含著展示世界和通達萬物的巨大本能。故精滿氣足是健康長壽的前提。同時，依照氣道合一的理論，氣的運動就是人體的法則。氣在人體內沿固有軌道通暢運行，就是保障人體健康的生命規律在正常發揮作用，亦即太極在人體內順利地控制發育和生化。因此，研究人體內氣的運動變化過程，成為氣功養生學的中心。

基於以上認識，氣功養生學歷來主張，要想健康長壽，首先須使體內經常保持真氣充盈。東漢《太平經》云：「人欲壽者，乃當愛氣。」南朝陶弘景云：「惜氣常如惜面目，未有不全者也。」「若使惜氣常為一身之先急，吾少見其枯悴矣。」（《真誥》卷六）

元代葛乾孫：「夫人之生也，稟天地氤氳之氣，在乎保養真元，固其根本，則萬病不生，四體康健。若曰不養真元，不因根本，疾病由是生焉。」（《十藥神書・序》）這些論述從不同角度說明了養氣的必要。

《服氣經》概括指出：「道者，氣也，保氣則得道，得道則長存。」它把保氣與得道相等同，這就把保氣、養氣視為養生的根本。

早在戰國時代，孟子就說過：「我善養吾浩然之氣。」（《孟子・公孫丑上》）他主張以誠直的精神去培育身中的正氣。孟子所養的正氣，指氣節，道德境界，這是一種精神狀態。然而精神即氣，高尚正直的精神本身就是與乾元坤元即道體相通，而於人身健康大有裨益的真氣。所以孟子養浩然之氣，即是養德，也是養生。當這氣養到一定程度，即能與天地之氣融為一體，產生盈滿環宇之感。

他又說：「必有事焉，而勿正，心勿忘，勿助長也。」（《孟子・公孫丑上》）「正」訓止。意思是，養氣之事一定不可中斷。要時時想著它，但決不可揠苗助長，而要順其自然。順其自然，就是在不間斷練功的前提下，讓氣在體內外自行流轉，自行生長積蓄，而不操之過急。功夫到了，氣自然會長起來。「心勿忘，勿助長」，是氣道合一，尊重事物整體規律的體現，後來成為氣功家們共同強調的一條練功原則。

明人袁黃對孟子養氣說又有所發揮，他說：「養氣之學，不可不講，孟子蹶趨動心之說，所宜細玩。養氣者，行欲徐而穩，立欲定而恭，坐欲端而直，聲欲低而和。種種施為，須端詳閑泰，當於動中習存，應中習定，使此身常在太和元氣中。行之久，自有聖賢前輩氣象。」（《攝生三要・養氣》）袁氏從儒家修身角度指出，言行和平，舉止規範，心神靜定，有益於養氣。

對於人的健康說來，氣不單需要充盈，還必須和調。氣機和調，心身條暢，抗拒病邪和衰老的能力就會提高。氣機如果不調，即使不遭受外邪浸淫，身體也會出現不適。

孫思邈說：「善攝養者，須知調氣方焉。調氣方療百病大患。」（《千金要方・調氣法》）《太上老君養生訣》也說：「善攝生者，先須知調氣之法焉。」（《服氣訣》）

張介賓對調氣則更有深入透徹的論述：「夫百病皆生於氣，正以氣之為用，無所不至，一有不調，則無所不病。故其在外，則有六氣之侵；在內，則有九氣之亂。而凡病之為虛，為實，為熱，為寒，至其變態，莫可名狀。欲求其本，則止一『氣』字足以盡之。蓋氣有不調之處，即病本所在之處也。是惟明哲不凡者，乃能獨見其處，撮而調之。調得其妙，則猶之解結也，猶之雪污也；污雪，結解，而活人於舉指之間，誠非難也。然而人多難能者，在不知氣之理，並不知調之法。」（《景岳全書・調氣法》）

張介賓指出，氣之不調，乃病之所處。而氣可調，病可祛，全在於是否正確掌握了氣運行的規律和調氣的方法。他的這些見解不僅符合於臨床治療，也是完全適用於氣功養生的。

調氣，首先要使氣行通暢，其次，要使氣機和調。《素問・舉痛論》說：「百病生於氣也。怒則氣上，喜則氣緩，悲則氣消，恐則氣下，寒則氣收，炅則氣泄，驚則氣亂，勞則氣耗，思則氣結。」指出，情志過度，寒熱不適，勞累超負荷，都會引起氣機失調或精氣耗損而不和。

明代戴思恭認為，氣亂妄動則會轉化為傷身之火。他說：「捍衛衝和不息之謂氣，擾亂妄動變常之謂火。當其和平之時，外護其表，復行於裡，周流一身，循環無端，出入升降，繼而有常，源出於焦，總統於肺，氣曷嘗病於人也？及其七情之交攻，五志之間發，乖戾失常，清者遽變之為濁，行者抑遏而反止，表失衛護而不和，內失健悍而少降，營運漸遠，肺失主持，妄動不已，五志厥陽之火起焉，上熺於肺，氣乃病焉。」（《金匱鈎玄・氣屬陽動作火論》）

依戴思恭，氣本屬陽，其過勝則化而為火。這是氣不和調而有害身體的又一種機制。氣的通暢與和調是相輔相成的，氣和則通，氣通則和，通與和互相促進，互為條件。

正是由於養氣、調氣對身體極其重要，故氣功養生學始終把探尋養氣、調氣的方法與機理作為自己的主要任務。無論動功，還是靜功，包括導引吐納、推拿按摩、靜坐存想等等，各種功法功理，可以說無不與養氣調氣相關。就是說，最終都以氣充、氣調為目的。

高級功法內丹術自然也不例外，其築基煉己，煉精化氣，煉氣化神，煉神還虛，步步深入，各有要求，但是究其實質，都是使身中之氣更加充實通暢，性能和質量更加提高。在煉氣化神階段，要生成「聖胎」。「聖胎」是一種比喻，本質仍然是氣，靠煉養所得。

用氣解釋各種氣功現象

許多人經過氣功修練，會產生各種奇異的氣功效果，氣功學則用「氣」的特殊屬性來加以解釋。如經過一段練功之後，練功者身體內外會出現某種感覺，有的人還會有熱流沿經脈傳導，功夫比較深的人則能運用功力，給別人治病，等等。這些感傳體驗和防病治病效果是怎麼產生的？是由什麼來實現的？古人依據對氣功效應之「象」的觀察，斷定其本質是氣，稱氣功感傳為「氣感」，氣功治病為「布氣」或「發氣」。

氣有「其細無內，其大無外」故無不透入，直達四極的特性，有負載和傳遞信息的本領。氣功學以此來說明，氣功人發放的外氣為什麼能夠穿過各種障礙，為什麼能夠深入病人軀體，克除其體內的病患。氣功學還利用這些特性，來解釋某些練功人所具有的某些超常智能。

氣還具有「聚則成形，散則為氣」的特性。氣功學借助這一原理來探察氣功防病祛病的機制。一些患者經由較長時間的練功，有可能將自己身上的病灶去除。大概古人就用「形散為氣，氣聚成形」的理論來解釋這些現象。

《管子・內業》曰：「心能執靜，道將自定。得道之人，理丞而屯泄，匈中無敗。」「丞」同蒸，「屯」為毛之誤，「理」指肌肉之腠理。意謂得氣之人，可使身內病變，蒸發為氣，從腠理毛孔中排出。

推所從來，其實易學和中國哲學關於氣所具有的種種特性，在很大程度上是對大量氣功效應和氣功體驗的概括，並非純然是哲學的想象與思辨。自然，反過來，氣功學又根據易學和中國哲學有關氣的規定來解釋和研究氣功現象。這二者是相互促進的。

命門：丹田學說的創立

命門——丹田學說在中國人體科學中占有重要地位，其發現是中醫學和氣功養生學對人體認識的一大貢獻。這一學說的創立與太極氣學有著直接的聯繫。

命門學說最早由《難經》提出：「腎兩者，非皆腎也。其左者為腎，右者為命門。命門者，諸神精之所舍，原氣之所繫也。男子以藏精，女子以繫胞。」（《三十六難》）「命門者，精神之所舍也……其氣與腎通。」（《三十九難》）「臍下腎間動氣者，人之生命也，十二經之根本也。故名曰原。三焦者，

原氣之別使也。」（《六十六難》）

唐人楊玄操注：「臍下腎間動氣者，丹田也。丹田者，人之根本也，精神之所藏，五氣之根元，太子之府也。」命門，顧名思義，是為人的生命之源，死生之門。《難經》認為，命門藏精神原氣，包括先天元氣和後天元氣，而與腎氣相通。依照《素問・上古天真》，「腎氣」司控人體的發育、成熟和衰老，是產生和推進人體生命活動的根本。人從生到死的生理演進過程，全受腎氣的控制和主持。可見，《難經》命門的提出，是對《內經》腎氣說的發展和引申。楊玄操指明，命門實即丹田。

自《難經》提出與腎相通的命門之後，魏晉隋唐則很少論及，直至宋元之後，命門問題才重又被醫家研討。然而就在「命門」開始沉寂的時候，東漢時代的氣功家們提出丹田之名。荀悅《申鑒・俗嫌》說：「鄰臍二寸謂之關……故道者，常致氣於關。」此即氣沉丹田。而邊韶則明白講到「存想丹田」的功法（《老子銘》）。

此後，丹田一直受到養生學，特別是道家氣功的重視。在氣功學中，丹田有上中下之分，其中最重要的是下丹田，即命門。一般稱丹田而不指明上下時，即指下丹田。下丹田有人說在臍下三寸，有人說在臍下一寸到二寸之間，有人說在臍後命門之前等等。這種不確定性並沒有什麼奇怪。氣功學所言丹田以及其他經脈俞穴位置，不是依據解剖，而是根據練功時的氣感，即人體功能之「象」來決定。氣功家們的感受各有不同，故其口述丹田的位置也略有差異。

《黃庭外景經・老子章第一》云：「呼吸廬間入丹田，玉池清水灌靈根，審能修之可長存。」調控呼吸，使所吸之氣入於下丹田，這樣靈根本元之氣即可得到灌養，則可望獲得長生久視。由此可見下丹田的重要。

宋代張伯端對丹田亦有論述。他說：「元神見則元氣生。蓋自太極既分，稟得這一點靈光，乃元性也。元性是何物為之？亦氣凝而性靈耳。故元性復而元氣生，相感之理也。元氣之生，周流乎身，而獨於腎府採而用之者，何也？夫腎府路徑直達氣穴黃庭者，一也。腎為精府，精到直引精華而用之，二也。」（《玉清金笥青華秘文金寶內練丹訣》）

這段話有兩點值得注意，一是指出人之元性（即元神），稟自太極。這樣就把人的生成、發育與宇宙太極元氣連接在一起了。二是指明腎與下丹田有路徑直達。所謂「氣穴」係下丹田之別名。通過凝神入氣穴，即意守下丹田，心神可與腎氣直接交結，從而使元氣得到養育。

金元以後，在氣功養生學的影響下，命門問題重又受到醫家重視，並與氣功學所論丹田結合在一起。至明清，則形成了較為系統的命門——丹田學說。關於命門在人體中的作用，清代徐大椿有很好的說明：「至所謂元氣者，何所寄耶？五臟有五臟之真精，此元氣之分體者也。而其根本所在，即道經所謂丹田，《難經》所謂命門，《內經》所謂『七節之旁，中有小心』。陰陽闔辟存乎此，呼吸出入繫乎此，無火而能令百體皆溫，無水而能令五臟皆潤，此中一線未絕，則生氣一線未亡，皆賴此也。」（《醫學源流論》）

但是何處為命門？醫家在數百年的爭論過程中看法未能完全統一。

元人滑伯仁、明代李梴等堅持右腎為命門，明虞摶、張介賓等力主「兩腎皆屬命門」，明趙獻可、清陳士鐸、陳修園等則以兩腎之間為命門，明孫一奎認為「命門乃兩腎中間的動氣」等等。雖眾說紛紜，但有兩點是共同的：(1)命門的功能與腎氣相一致；(2)命門為生命之源，死生之本，藏有真陰真陽，或曰元陰元陽。對於命門說來，這兩點是最基本的。

需要指出的是，孫一奎、趙獻可、張介賓等人繼承前人醫易會通的精神，將對命門的研究自覺地與太極氣學聯繫起來。

如明代張介賓說：「命門者，子宮之門戶也；子宮者，腎藏藏精之府也；腎藏者，主先天真一之炁，北門鎖鑰之司也。而其所以為鎖鑰者，正賴命門之閉固，蓄坎中之真陽，以為一身生化之原也。此命門與腎，本同一氣。道經謂此當上下左右之中，其位象極，名為丹田。夫丹田者奇也，故統於北方天一之藏，而其外腧命門一穴，正是督脈十四椎中，是命門原屬於腎，非又別為一府也。三十九難亦曰：命門其氣與腎通。則亦不離乎腎耳。……合而言之，則命門象極，為消長之樞紐，左主升而右主降，前主陰而後主陽。故水象外暗而內明，坎卦內奇而外偶。腎兩者，坎外之偶也；命門一者，坎中之奇也。一以統兩，兩以包一。是命門總主乎兩腎，而兩腎皆屬於命門。故命門者，為水火之府，為陰陽之宅，為精氣之海，為死生之竇。若命門虧損，則五藏六府皆失所恃，而陰陽病變無所不至。其為故也，正以天地發生之道，終始於下；萬物盛衰之理，盈虛在根。」（《類經附翼・求正錄・三焦命門辨》）

從命門——丹田學說的形成過程可以看出：

一、命門學說同丹田學說可謂殊途同歸。中醫診療學和氣功養生學各從自己的需要出發，都在尋找人體之中那個於生命、於發育具有控制功能的最重要的部位。這一想法很可能從《內經》、《難經》就受了「太極演化」理論的啟示和引導，而並不一定從張伯端才開始受其影響。正如趙獻可所表述：「《繫辭傳》曰：『易有太極，是生兩儀』。周子（敦頤）懼人之不明，而製為《太極圖》，無極而太極。無極者，未分之太極；太極者，已分之陰陽也……夫人受天地之『中』（指太極）以生，亦原具太極之形。」（《醫貫・內經。十二官論》）

就是說，人類由宇宙太極演化而來，而個體之人的生長發育過程，也如宇宙演化過程一樣，是從自身的太極開始。這太極即父母所媾之精。

依據宇宙太極演化的規律，太極演化過程將凝聚和融注於演化的結果之中。因此，作為人體初始的太極，必將保存在人體的某一個部位，而且繼續對人體發育、成長、衰老起控制作用。這個部位無疑是生命存在的鎖鑰，所謂「生命之祖」、「生氣之源」，對於治療抑或養生，都是極端重要的。而這個部位，中醫學稱之為命門，氣功學名其為丹田。褚齊賢云：「人之初受胎，始於任之兆，惟命門先具。」命門（丹田），即人之太極。

二、《繫辭傳》說，太極生兩儀。依周敦頤《太極圖》，兩儀即陰陽，已經分立於太極之中。這就昭示，太極的構成是元陰元陽。氣功學和中醫學正是以此為據來分析命門（丹田）的內涵。趙獻可說：「夫人受天地之『中』以生，亦原具太極之形。」而太極為「已分之陰陽」，表明人受胎而先具命門是由陰陽兩部分組成。氣功家稱丹田為「藏精之府」，而精由陰精和陽氣組成，故又稱丹田為「陰陽之會」，「水火之宅」。可見，中國人體科學對命門──丹田的認識與易學對太極的分析是一致的。

三、氣功學與中醫學關於「先天」與「後天」的概念，也受啟於太極演化理論。孫一奎說：「命門乃兩腎中間之動氣……乃造化之樞紐，陰陽之根蒂，即先天之太極。」（《醫旨餘緒．命門圖說》）又說，「蓋人以氣化而成形者，即陰陽而言之。夫二五之精，妙合而凝，男女未判，而先生此二腎，如豆子果實，出土時兩瓣分開，而中間所生之根蒂，內含一點精氣，以為生生不息之機，命曰動氣，又名原氣，稟於有生之初，從無而有。此原氣者，即太極之本體也。」（《醫旨餘緒．命門圖說》）

既然萬物由太極演生出來，那麼對於萬物說來，太極也就是先天元氣或先天之精。而萬物既生之後，在生成過程中所需之原料，則為「後天之氣」或「後天之精」。氣功學和中醫學關於人體先天氣後天氣的劃分，正是依據上述道理並結合人的生育過程而提出的。

先天後天的劃分，對於養生和治療有重要意義。我們知道，「心」為君主之官，對人的行為以及生理過程有控制功能。但是「心」的控制功能屬於後天範疇——「有命門，然後生心。」而命門對生命過程的控制則屬於先天範疇，故命門比心更重要。人能否生存和長生久視，後天之氣固然不可忽視，但更為關鍵的是先天之氣。只要先天之氣存，儘管後天之氣衰虛，仍有康復的希望。反之，如果先天之氣殆盡，則難保性命。故養生和治病首先看先天。內丹功的目的正是要變後天之氣為先天之氣，先天之氣培補充足，壽命自可延長。

四、依據太極演生萬物的理論，可以推出，「人人有一太極，物物有一太極」（朱熹）。氣功學和中醫學正是在這一原理的引導下，確立起命門——丹田的概念。由於萬物皆由太極演化而生，所以我們可以說，不僅人人有一太極，而且人身上下，處處都有一個太極。於是有些氣功家進而提出「人身無處不丹田」的主張。臨床實踐證明，人身許多氣穴都可意守，只要得法，都能產生氣功療效。明人曹士珩《保生秘要》云：「崑崙至於湧泉（即自頭至足），周身前後之竅，雖各家傳授，各取其善，若能精守其一，皆可起病。」（《雜病源犀燭》）之所以「皆可起病」，正是人體處處有太極起了作用。

但是，必須看到，儘管每一卦都蘊涵其餘六十三卦的信息，但各卦畢竟以本卦為顯性，其餘則為隱性。也就是說，無論是卦，無論是人體的不同部位，還是各有分工，並不相同。因此，決不能由於「皆可起病」，而否認不同部位的特異性。從氣功養生來說，意守下丹田功效最明顯，用得也最多。

確定人體是一個全息系統，這是中國古代人體科學的巨大發現。除了上述以外，古代學者還提出，寸口脈象、尺膚、舌苔、五官、面部等，能夠反映五臟六腑、周身氣血的健康狀況；耳廓係全身器官組織的整體縮影，針刺或按摩耳廓相關部位，有保健和治療的作用等等。這裡就不一一敘述了。

第五章　形神動靜：養生的要領

太極即氣，氣是宇宙萬物的本體，但是，散漫流蕩的氣並不是宇宙存在的唯一形式。氣聚而成萬物，故還有形、神兩個主面。而氣的生化又表現為動和靜兩種樣態。因此，須在氣的基礎上，把形神動靜的問題討論清楚，方能把握宇宙的整體圖景。

神形合一觀

氣功養生學正是從這樣的宇宙構成模式，來理解和描述人體，並建構關於養生和氣功理論的。

神妙萬物，不囿於物

神是易學中的一個重要範疇。朱伯崑先生將《易傳》中「神」的用法全面地概括為四種情形。

他說：「《易傳》中說的『神』，其義不一。一是指天神，鬼神，神靈，如觀卦《彖傳》所說：『聖人以神道設教。』《繫辭傳》所說：『天生神物，聖人則之。』《說卦傳》所說：『幽贊神明而生蓍。』二是指變化神速，如《繫辭傳》所說：『唯神也，故不疾而速，不行而至。』三是指思想上有深刻領悟，如《繫辭》所說：『神而明之，存乎其人。』四是指事物的變化，神妙莫測。最後一種含義，在先秦的典籍中，較早見於《孫武兵法》：『兵無常勢，水無常形，能因變化而取勝者謂之神。』（《虛實》）是說，因形勢的變化而取勝，其用兵神妙莫測。亦見於《荀子》：『列星隨旋，日月遞昭，四時代御，陰陽大化，風雨博施，萬物各得其和以生，各得其養以成，不見其事而見其功，夫是之謂神。』（《天論》）此是以天時的變化，生養萬物，不見其作為，而見其功績為『神』。此亦神妙莫測之義。《繫辭》說的『陰陽不測』之『神』，同《孫子》和《荀子》中的說法是一致的。」①

①朱伯崑：《易學哲學史》上冊。

綜觀此四種含義，其共同點在於，都是指事物運動的能力和對事物變化的控制本領，都是對這種功能特性的形容和描畫。

《說卦傳》云：「神也者，妙萬物而為言者也。動萬物者，莫疾乎雷。撓萬物者，莫疾乎風。燥萬物者，莫疾乎火。說萬物者，莫說乎澤。潤萬物者，莫潤乎水。終萬物始萬物者，莫盛乎艮。故水火相逮，雷風不相悖，山澤通氣，然後能變化，既成萬物也。」動、撓、燥、說（悅）、潤、終、始等，都是指推動萬物變化的某種功能，也都是「神」的具體表現，統稱為「妙」。「妙萬物」即神奇地運化萬物，這就是「神」。

《管子·內業》：「一物能化謂之神。」神不是指能化之物，而是指物之所以能化以及化的表現。北宋易學家張載對神也有同樣的用法。他說：「天下之動，神鼓之也，神則主乎動，故天下之動，皆神之為也。」（《橫渠易說·系辭傳·上》）明清之際王夫之在其《周易內傳》中說：「神者，乾坤合德，健以率順，順以承健，氤氳無間之妙用，並行於萬物之中者也。」

依王氏，神即萬事萬物內部所蘊寓的陰陽妙用，這種妙用正是一切事物變化的動因。歸納起來，「神」作為非人格化的宇宙的功能，其內涵和特點包括：(1)

它是萬物運動變化的內在推動力；⑵它妙成並統攝萬物，是萬物的主導和支配因素；⑶它寓存於太虛和萬物之中。

《繫辭上傳》有云：「一陰一陽之謂道」，「陰陽不測之謂神」。這說明道與神都以陰陽為本質。道側重標示陰陽的往來開闔和對萬物的支配；神突出描述陰陽變化的巧妙和難以把捉。如果說道指的是宇宙的本始和本體，那麼神則是宇宙本始和本體的主要屬性和功能表現。所以《繫辭上傳》又云：「顯道，神德行。」「知變化之道者，其知神之所為乎！」指認，道的顯現，即神的品性；神的運作，也就是道的推行。

北宋周敦頤由此發揮說：「天道行而萬物順，聖德修而萬民化。大順大化，不見其跡，莫知其然之謂神。」（《通書・順化》）

可見神與道屬於同一個層次，是對同一對象不同角度的刻畫。故在一定意義上可以說，神即道。由於道和太極可以同等看待，所以，神與道的關係也就是神與太極的關係。

除了人格化的神靈之神以外，作為物質世界的功能之神，是不能離開形與氣而存在的。這一點從「陰陽不測之謂神」和「顯道，神德行」等語，已可不言自明。後世易學家們則有更明確的論說。

張載《正蒙・神化》說：「神，天德；化，天道。德其體，道其用，一於氣而已。」神是氣運動變化的本性，化是氣變化的過程；前者為體，後者為用，但皆統一於氣。神和化乃陰陽之氣變易的性能和表現。所以又說：「神與性乃氣所固有。」（《乾稱》）朱熹注周子《通書》「神妙萬物」說：「神則不離於形，而不囿於形矣。」神作為運變的功能寓於有形之物不得相分，但又不被具體的器物所侷限，能夠超出於它，推動它向前演進。明清之際的王夫之，則更具體地討論了「神」的不測的性質。

易學範疇物（形）和神，與其他中國哲學範疇一樣，有很大的靈活性、流動性和非確定性。它們有時所指近於一般的物質和運動，有時指的則是具體的事物和具體的運動形式，因此，當我們一般地論述哲學上的形神關係問題時，應當把各種情況都考慮進去。

從總體上看，中國哲學較少談論一般的物質與運動，它經常討論的多是系統整體所具有的各種問題。古代哲人談論「物」（形）和「神」時，他們所著重的正是作為整體系統之「物」和整體系統之「神」。

易學和中國哲學稱宇宙萬物的運變功能為神，同時稱人的心神為神，表明易學和中國哲學強調這兩者的同一性。而人心之神，其最大的特點是接傳和加工信息，並利用信息達到對人體系統的控制。

我們知道，信息是生命現象的特徵，中國古代學者又有將生命泛化的傾向。因此我們有理由說，當古人以神來標示宇宙萬物的運變功能時，這「神」之中，包括著信息功能的涵義。這一點又與神即氣，氣可傳遞信息的思想相聯繫。這樣看來，易學中的「神妙萬物」和神「不囿於形」，就有了更深一層的內涵，實際上是把信息（氣）的作用統攝到「神」中去了。

綜上可以看出，神是道或太極的功能顯現，是宇宙萬物內含的能動因素，神主導和控制物，決定物如何變易，但不在物外。在神的推動下，神和物的統一體有可能超越自己，而實現演化。

形與神俱，盡終天年

氣功養生學與易學相一致，也從功能和功能承擔者的角度對人進行分析，將人體分為形與神兩大方面，認為形和神這兩個方面對於人的生命和健康長壽是缺一不可的。荀子說：「形具而神生，好惡喜怒哀樂臧焉。」（《荀子・天論》）他肯定了形是產生神的物質基礎。

《內經》也說：「故生之來，謂之精，兩精相搏謂之神。」（《靈樞・經脈》）又說：「五味入口，藏於腸胃，味有所藏，以養五氣，氣和而生，津液相成，神乃自生。」（《素問・六節藏象》）精是構成人之形體的主要成分，是化生臟腑氣血的根基，是生命之本，而神為精所派生。因此，形的存滅決定神的存滅，神只能即形而存，決不能離形而生。《內經》強調：「精氣馳壞，榮泣衛除，故神去之。」（《素問・湯液醪醴》）

但是另一方面，神對於形也至關重要。神的安危同樣直接決定形的存亡。《內經》說：「根於中者，命曰神機，神去則機息。」（《素問・五常政》）人和一般以口進食的動物屬於「根於中者」。若神去之，人和動物的生命則終止。故《內經》反覆指出：「失神者死，得神者生。」（《靈樞・天年》）「得神者昌，失神者亡。」（《素問・移精變氣》）可見，形和神是相依共存的關係。三國時期嵇康云：「形恃神以立，神須形以存。」（《養生論》）《西升經・卷四・神生章》進一步指出：「神生於形，形成於神。神不得形，不能自生。形不得神，不能自成。形神合同，更相生，更相成。」這就表明，形與神是相生相成，互以為用的。

氣功養生學和中醫學還應用陰陽統一來理解形神關係。認為形為陰，神為陽。「陰在內，陽之守也；陽在外，陰之使也。」（《素問・陰陽應象》）這裡所說「在內」、「在外」，不僅指整個軀體的內外，同時亦是指任何一部分形體器官和組織。功能為陽，總是顯露於外；形質為陰，則為陽之內守。陰陽的相互關係完全可以用來說明形和神的消長互根。

氣功養生學和中醫學所說的人體之神，既包括一般的生命機能，也包括思維、情志和人體的無意識調節機能。而與神相對的形，則包括臟腑器官，筋肉百骸，血脈精髓，津液皮毛等，所有有形可見的身體部分。對於生命說來，形和神都起著決定作用，其重要性難分伯仲。

但是，形和神在人體生命過程中的作用各不相同，需要辨明。概括地說，形是生命的物質基礎，神是生命的動力和主宰。

張介賓說：「精之與氣，本自互生，精氣既足，神自王（旺）矣。雖神由精氣而生，然所以統馭精氣而為運用之主者，則又在吾心之神。」（《類經・攝生類

三》）

這就是說，神固然以形為本，從根本上說，不能獨立於形，但是神是生命體中的能動因素，是使機體按照生命規律活躍起來的原動力和控制中樞。這種形神觀與易學關於「神不離形，不囿於形」，「神妙萬物」的思想是一致的。

基於以上，氣功養生學認為要想健康長壽，必須形神兼顧，使二者貫通，並依據各自的特點來制定相應的養護方法。《內經》說：「陰平陽秘，精神乃治；陰陽離決，精氣乃絕。」（《素問・生氣通天》）從形神養生來說，「陰平」是要求形質方面平和適中，「陽秘」是指生命機能的發揮無過與不及，從而使生命物質和生命潛能在正常的生理運行中，達於最大的節省，而沒有過量的不必要的消耗與外泄。

由於陰陽互根，所以養形依賴養神，養神需要養形。《內經》說：「故養神者，必知形之肥瘦，榮衛血氣之盛衰。血氣者，人之神，不可不謹養。」（《素問・八正神明》）表明養形即有利於養神，精、氣是神之源。又說：「不知持滿，不時御神，務快其心，逆於生樂，起居無節，故半百而衰也。」（《素問・上古天真》），縱情聲色，不知養神，同時也就損耗精氣，戕害形體，以致早衰。而

「其知道者，法於陰陽，合於術數，食飲有節，起居有常，不妄作勞，故能形與神俱，而盡終其天年。」就是說，如果能夠遵守養生規律，使形神兩個方面都得到很好的養護，那麼就會健康長壽。

「太上養神，其次養形」

由於神是形之主，所以儘管形與神對於維持生命都是必不可少的，但是在養生過程中，神的調攝則具有更為關鍵的作用。因此，氣功養生學特別強調養神的重要性。這與易學和中國哲學重功能超過實體的思維傾向也有一定的關係。

《內經》說：「粗守形，上守神。」（《靈樞・九針十二原》）意思是行針治療時，初級水平的醫師著眼於形體，而把握患者之神，才是高級醫術。這一思想也適用於養生。

《淮南子・泰族訓》）曰：「治身，太上養神，其次養形。」對此，明代朱權有過很好的闡發：「古之神聖之醫，能療人之心，預使不致有疾。今之醫者，惟知取人之疾，而不知療人之心。是猶舍本逐末，不窮其源而攻其流，欲求疾癒，不亦愚乎？」（《活人心法》）

所謂「取人之疾」，即攻治形體上的病患。而「療人之心」，則是指調整人的精神，包括氣功之「調心」。在朱權看來，養生療疾心是本，身是末，神是源，形是流，主次分明。

明人瞿佑亦曰：「養生之法，以養心為主。心不病則神不病，神不病則人不病。又在凝神，神凝則氣聚，氣聚則形全。若日逐勞擾擾煩，神不守舍，則易於衰老。」（《居家宜忌》）這些論述都強調養神優先於養形。

古代氣功，有重「性」，有重「命」，宋代以後大多主張「性命雙修」。《性命圭旨》：「性者，神之始。」「命者，氣之始。」近代陳攖寧認為：「性與命，本來是一物，不可分作兩橛。就其『靈機』而言，便謂之『性』。就其『生機』而言，則謂之『命』。」（《〈辨命歌〉按》）

「靈機」、「生機」雖有不同，但都屬功能。故廣義言之，性與命均屬「神」的範疇。而與性相關之神，是指高層次的神；與命相關的神，則屬於整個機體。就性與命的關係看，命是基礎，性是主導，但「命」並不能與「形」相等應。因「命」為氣之根，是與形相對的。因此，無論「性功」、「命功」，抑或「性命雙修」，實際上都是把養神放到了首位。

氣功養生學強調形神緊抱，則生命長存。魏人嵇康曰：「形神相親，表裡俱濟。」（《養生論》）陶弘景更指出：「凡質象所結，不過形神，形神合時，則是人是物，形神若離，則是靈是鬼。」（《華陽陶隱居集•答朝士訪仙佛兩法體相書》）養生家們均視神形緊抱為生命的理想狀態。那麼如何方能相抱不離？由於形神之中，神為主導，為能動方面，故維持神形合一的養生方法，主要的是透過神的自我調控，使神不外馳，守住自家形體。

基於此，氣功養生學提出了一系列調心的原則和方法，其中最重要的有兩條：一是虛靜，一是意守。心靜則神不外馳，意守則凝神入身。《莊子》曰：「至道之精，窈窈冥冥；至道之極，昏昏默默。無視無聽，抱神以靜，形將自正。必靜必清，無勞汝形，無搖汝精，乃可以長生。目無所見，耳無所聞，心無所知，汝神將守形，形乃長生。」（《在宥》）「抱神以靜」，「神將守形」，作為養生功夫，可以加固形與神的聯結，促進二者相生相成、和諧統一。

《內經》也說：「上古有真人者，提挈天地，把握陰陽，呼吸精氣，獨立守神，肌肉若一。故能壽蔽天地，無有終時，此其道生。」又說：「恬淡虛無，真氣從之，精神內守，病安從來？」（《素問•上古天真》）「獨立守神」、「精神內守」，正是指以恬淡之心，守住身體的某一部位。若能經常這樣做，即可使形神不離，延年益壽。靜心和意守不僅促進形神相合，還有別的益處，我們將在後面適當地方加以說明。

「形・氣・神」整體觀

要深入理解和妥善處理形神關係，還須將氣在人身中的作用考慮進去。氣既是形的本原，又是神的內質。形、氣、神三者，構成一個動態的充滿了轉化和控制活動的有機整體。

神與氣的關係

易學主張，神妙萬物，而不囿於物。那麼神的直接體現者或承擔者究竟是什麼？《繫辭上傳》曾說：「精氣為物，游魂為變，是故知鬼神之情狀。」《繫辭傳》作者認為，這些稱為「鬼神」的變化原是精氣所為。可見，「鬼神」的本質是氣，是氣的往來和屈伸。《繫辭上傳》又云：「陰陽不測之謂神。」「陰陽不測」指陰陽變化難於把握，而其變化的體現者是陰陽二氣。所以神是氣化的外觀，氣則顯示為神。

前面講了，神指宇宙萬物的功能。而易學和中國哲學一般又都用氣來代表和說明功能，以氣為功能的承擔者、實現者。因此，神即氣，即氣的本性，是理所當然的結論。這一點在後世易學家們那裡，就說得更加直接了當。如張載以神為氣所固有的本性；「氣之性本虛而神。」（《正蒙・乾稱》）王夫之：「神者非他，二氣清通之理也。」（《周易內傳・說卦》）

視心神為氣，在中國古代為大家所認同。春秋時子產說：「人生始化曰魄，既生魄，陽曰魂。」（《左傳。昭公七年》）魂即精神，陽指陽氣。此論可謂神即氣之先導。《禮記》說：「（人死）魂氣歸於天，形魄歸於地。」（《郊特牲》）「體魄則降，知氣在上。」（《禮運》）西漢成書的《黃帝內經》則斷然肯定：「故神者，水穀之精氣也。」（《靈樞・平人絕谷》又說：「何者為神？曰：血氣已和，營衛已通，五藏已成，神氣舍心，魂魄畢具，乃成為人」（《靈樞・天年》）

在中國哲學史上不斷有人死後神滅神不滅的爭論。但是無論人們對此持何種態度，都不否認神即氣的觀點。如東漢王充說：「形須氣而成，氣須形而知。天

下無獨燃之火，世間安得有無體獨知之精？」（《論衡·論死》）

南朝梁范縝說：「人之生也，資氣於天，稟形於地；是以形銷於下，氣滅於上，故言『無不之』。『無不之』者，不測之辭耳，豈必其有神與知邪？」（《答曹舍人》）王充、范縝都堅決反對人死後有靈魂存在，但都認為心神是氣，只不過人死後此神氣或消滅或回歸自然而失去心神的功用。

視心神為氣，是中國哲學和氣功養生學的一個基本觀點，也是一個基本特點。對於這一觀點，過去有不少學者持批判態度，冠之以「形神二元論」的判定，看來並不妥當。對於用氣解釋精神現象的作法，應當重新加以辨析和估價，並從科學上做進一步的研究。

首先，視心神為氣，並不意味將精神意識簡單地歸結為一種特殊物質。作出這種判斷是出於對氣的誤解，即認為氣概念僅僅標示一種特殊的物質或物質形態。其實不然。在中國哲學和各門傳統學術中，氣概念既代表物質，同時也代表功能。

就功能而言，在一般的意義上，氣表示宇宙萬物所共同具有的運化能力；而在不同的地點場合，這種運化能力又具有不同的屬性和特點。因此，以精氣釋心神，決不意味否定精神意識是一種特殊功能現象。

如劉宗周、黃宗羲主心氣合一說：「人心，一氣而矣。」「心即氣也。」認為「氣之靈處」即心。就是說，就承擔者言為氣，就其功能說為心。心作為氣的一種功能作用，指人的精神活動，亦即「神」。不僅如此，氣概念還常常具有信息和信息載體的內涵。所以視心神為氣，還突出了精神意識活動的信息功能。

其次，西方哲學唯物主義強調精神意識對大腦的依賴關係，認為精神意識作為大腦的作用和性能只通過大腦的活動而存在，大腦是精神活動唯一的物質基礎。這一理論無疑有正確的方面。

它科學地指出了精神意識活動的有形的物質基礎，否定了超物質的精神現象的可能。但是它也有缺點，它所理解的大腦是一有形的物質器官，而且僅限於其有形部分。同時，它又過分強調了精神對有形大腦的依賴關係。因而它不能解釋思維感傳現象，不能解釋具有超常智能的人的精神作用。

中國哲學和中國人體科學把心神與氣聯繫起來，這樣就提供了一種可能，使人們可以從理論上既肯定精神意識對有形物質器官——「心」的依賴，同時又提出其與無形之氣物質的關聯。神即氣，在很大程度上正是根據心神修煉的體驗和對心能現象的觀察而得出的結論。

當然，神氣說具有無可否認的樸素性。但是神氣說的優越之處在於，它指出了或者有可能指出，精神意識活動物質基礎的二重性，即有形物質和無形物質兩個方面。對腦電波、生物場和氣本質的現代研究越來越清楚地表明，把精神意識和其他生命功能的物質基礎侷限於有形的組織器官，是不全面的。

中國哲學和中國人體科學認為，心神對心神以外的氣，包括體內之氣和體外之氣，有一定的支配能力。《楚辭・遠遊》有這樣的詩句：「保神明之清澄兮，精氣入而粗穢除。」《內經》也說：「恬淡虛無，真氣從之。」（《素問・上古天真》）肯定氣受清恬之心的控制。《內經》在論述針灸方法時還提出：「必正其神者，欲瞻病人目，制其神，令氣易行也。」（《素問・針解》）醫生控制住病人的注意力，使其精神貫注，這樣經氣容易按照針刺的調度運行。

氣功養生學依據神與氣的這種支配關係，提出守神以養氣的理論。如曹真人說：「神是性兮炁是命，神不外馳炁自定。」張虛靜說：「神若出，便收來，神返身中炁自回。」《胎息經》亦云：「神行即氣行，神往即氣住，若欲長生，神氣須住。」這些論述都是行之有效的養生方法。

關於「形．氣．神」人體模型

本書第四章已經交代了形與氣的關係：「氣聚成形，形散為氣」；「氣在形中，形在氣中」。剛才又介紹了氣與神的關係：神即氣，不同層次的神以不同層次的氣為承擔者；氣即神，不同種類的氣表現出不同種類的神。總之，神是氣的本性和顯現，氣受心神的支配。

形、氣、神是易學和中國哲學為從整體把握宇宙萬物而提出的三個重要範疇。形是氣和神得以留存的宅邸或場所，使事物具有穩定形態並與外界環境劃出分明的界限。

同時，形也是事物本質屬性的體現者和承擔者。神是形的運變本領、生化過程和演進規律。高層次的神則具有對形進行控制和調節的能力。故神是形的「靈魂」和主導，是事物本質屬性的顯現和決定因素。

氣是形和神的本原，它化而為神，聚而成形，是形和神運化的源泉，同時還是形與神之間，形各組成部分之間，形與外部環境之間相互溝通、相互影響的仲介以及傳遞信息的載體。形、氣、神是構成一切事物的三個基本要素。它們相互支持，相互制約，同時也相互轉化。

形氣神三者的統一成為易學和中國哲學所創立的關於一切事物在構成上的一般性模型。這一模型的特點是側重從功能和整體方面，以模糊的方法來考察事物的生化。所謂側重功能和整體，就是把認識對象看作是一個具有特定行為的系統，著重研究系統行為的特殊方式、本領與機制。所謂模糊的方法，就是只對事物做形、氣、神的劃分，而對形、氣、神不做細緻具體的分析。其著重點在於細密地研究具體事物形、氣、神之間的具體關係。

氣功養生學和中醫學對人體的認識就採用了這一模型。西漢《淮南子・原道訓》明確將形氣神綜合為一個有機的整體，當作完整的理論模型來對待，它在談到人體時指出：「夫形者，生之舍也；氣者，生之充也；神者，生之制也。一失位，則二者傷矣。是故聖人使人各處其位，守其職，而不得相干也。故夫形者非其所安也，而處之則廢，氣不當其所充而用之則泄，神非其所宜而行之則昧。此三者，不可不慎守也。」

這裡所說的「神」不是一般的神，而是指人的控制中樞所具之神，主要是心神和元神。形體為生命機能的承擔者，氣為生命機能的動源，神為調控生命活動的制導。這三個方面各守其位，各司其職，但又相互滲透，相互合作，相互調整。一個方面出了毛病，會殃及其它兩個方面。

《淮南子》認為，神處於中樞主制地位，故在養生過程中更為重要。「神貴於形也。故神制則形從，形勝則神窮。」（《詮言訓》）「以神為主者，形從而利；以形為制者，神從而害。」（《原道訓》）

「以神為主」是指服從合於養生和道德規範的理性；「以形為制」是指為滿足形體所產生的物欲而放縱。而形之所以能活，能感知，神之所以能明，能制導，全賴於氣的推動、生化和對信息的傳遞。「今人之所以眭然能視，䜌然能聽，形體能抗，而百節可屈伸，察能分黑白，視丑美，而知能別同異，明是非者，何也？氣為之充，而神為之使也。」（《原道訓》）

神對形的主制作用是依靠氣來實現的，氣的某些高級生化活動形成能明是非的神。而形體的結實穩固，關節的靈活屈伸，也是靠氣的充實所致。這些論述表明，《淮南子》作者在應用「形氣神」模型分析人體時，充分考慮到人的特殊性，並在此基礎上，指出了養生應從哪些方面著手。

建立「精・氣・神」良性循環

氣功養生學歷來重視精、氣、神，稱其為「三元」或「三寶」。「精氣神」與「形氣神」從根本上說是相合的。精是構成形體的精華，形體是精的擴展和護衛。張介賓說：「此一形字，即精字也。蓋精為天一所生，有形之祖。」（《類經・攝生類三》）可見，精與形同原同質，本質相同。

但如果細說起來，精與形當然也有區別。對於人的生命，精比形更重要。精為形之祖，有先天後天之分，因而對精的研討是對形體的更深一層的認識。「精氣神」理論以「形氣神」模型為基礎，是為揭示人體系統的特殊規律而創立。

中醫學也重視精氣神，但講精氣神不離臟腑，且一般以臟腑為主。氣功養生學雖然也很重視臟腑，但以精氣神為主。這種區別係適應養生和診療不同的需要而形成。治療必須有細密而準確的對症性，是專業性行為；養生一般則是對整個人體進行的，是非專業性行為。因此，養生理論要求更具概括性、簡易性。

概括性和簡易性是易學的一條重要原則。《繫辭上傳》說：「乾以易知，坤以簡能。易則易知，簡則易從。易知則有親，易從則有功。有親則可久，有功則可大。可久則賢人之德，可大則賢人之業。」《易傳》作者認為，即使乾坤生物成物的偉大過程，其本質也是簡約而並不神秘的。因此，一切科學理論都應「易知」、「易從」。也只有易知易從，才能為更多的人掌握，從而成就長遠的大業。《周易》六十四卦之象與辭，就是概括和簡易原則的典範。「形氣神」一般系統模型和「精氣神」人體模型也都是概括和簡易原則的體現。

養生者只要把握住自身精、氣、神三大層次，強盛其本根，諧和其關係，做好整體宏觀調控，無須對複雜的組織器官、生理代謝有多少深入的了解，即可達到健身延年的目的。這正是「精氣神」人體模型的優越性。

氣功養生學認為，不僅要分別做好養精、養氣、養神，而且要協調好三者的生制關係，使其達到最佳。養生家們正是在這個具有整體特色的問題上，下了很大功夫。《淮南子·精神訓》關於建立精氣神良性循環的理論，就是一個有實踐和科研價值的實例：

「是故血氣者，人之華也；而五藏者，人之精也。夫血氣能專於五藏而不外越，則胸腹充而嗜欲省矣。胸腹充而嗜欲省，則耳目清、聽視達矣。耳目清、聽視達，謂之明。五藏能屬於心而無乖，則勃志勝而行不僻矣。勃志勝而行之不僻，則精神盛而氣不散矣。精神盛而氣不散則理，理則均，均則通，通則神，神則以視無不見，以聽無不聞也，以為無不成也。是故憂患不能入也，而邪氣不能襲。」

《淮南子》作者在這一理論中，主要依據是，心神對人體具有調控功能以及寡慾可以提高心神的控制水平。故建立精氣神三者最佳關係的關鍵在於提高「神」的品質，即「嗜欲省」。嗜欲省則神志清，行為端。神志清，行為端則精神旺盛，氣血不散。神盛氣不散則聚於五臟，使胸腹飽滿。胸腹飽滿則對外界的需求減少，需求減少則嗜欲進一步節省。嗜欲進一步節省，則神志更清，行為更端……於是人體內「精—氣—神」形成良性循環，以至到達最佳狀態，產生「憂患不能入，邪氣不能襲」的理想效果。

動靜觀與氣功

動靜是易學研究的重要問題之一。《周易》以陰陽為核心，奉「一陰一陽之謂道」，這就決定了《周易》的動靜觀必定有兩個基本點：一是認為宇宙從根本上說，是永恆運動變化的；一是主張動與靜之間具有辯證的關係。

《周易》動靜觀

為什麼這麼說？因為陰陽無時不在，無處不存。陰陽的相互作用為「變化之父母，生殺之本始」（《素問‧陰陽應象》），是宇宙萬物運變的動因。凡是有陰陽的地方就有運動，有生化。陰陽不息，運動不止。

所以，萬事萬物無不處在運動之中。故動是永恆的，無止境的。靜只是動的一種特殊表現形式。同時，依據《周易》，陰屬靜，陽屬動。一陰一陽，一辟一闔，也就是一動一靜。陰陽相依互根，消長轉化，這些既對立又統一的關係屬性也為動和靜所具有。

正如明清之際易學家王夫之所言：「太極動而生陽，動之動也；靜而生陰，動之靜也。廢然無動而靜，陰惡從生哉？一動一靜，闔辟之謂也。由闔而辟，由辟而闔，皆動也。廢然之靜，則是息矣。」（《思問錄‧內篇》）在王夫之看來，動是絕對的，靜是相對的。動與靜是辯證的統一。王夫之的論述固然是對《周易》的發展，但本質上與《易》相符合。

依據陰陽理論，陰陽是相互包含的，陰陽之中復有陰陽，所以動與靜也是相互包含的，動靜之中復有動靜。由此也可推知，《易傳》所說的「靜」，是動中之靜，或含動之靜，《易傳》所說的「動」也與靜有不解之緣。因而在《易傳》作者看來，世界上沒有絕對靜止不動的事物，也不存在擺脫一切靜止狀態的運動。只有動靜結合，陰陽相交，才能生變化，成萬物。故王夫之在《周易外傳》卷四中指出：「動靜互涵，以為萬變之宗。」

從六十四卦來看，乾卦為陽屬動，但「乾道變化，各正性命。」（《彖傳・乾》）天賦之性與命對萬物說來，則是穩定不變的因素，故動中含靜。乾卦初九為「潛龍勿用」。「潛龍勿用，陽在下也。」（《象傳》）在下之陽則為潛藏之陽，潛陽含陰，其動寓靜。勿用之潛龍，亦係靜態。坤卦為陰屬靜，但坤肩負著順承乾陽，資生萬物的使命，故靜中含動。

《文言傳》曰：「坤至柔而動也剛，至靜而德方。」明人何楷云：「乾剛坤柔，定體也。坤固至柔矣，然乾之施一至，坤即能翕受而發生之，氣機一動不可止遏屈撓，此又柔中之剛矣。乾動坤靜，定體也。坤固至靜矣，及其承乾之施，

陶冶萬類各有定形不可移易，此又靜中之方矣。」（《古周易訂詁》）

乾剛坤柔，乾動坤靜，此為定體。然而乾坤又各有剛柔動靜，這是因為乾陽坤陰相互結合，相互滲透，致使雙方各含相對一方的屬性。這也正是始生萬物，陶冶萬類的必要前提。《繫辭上傳》又曰：「夫乾，其靜也專，其動也直，是以大生焉。夫坤，其靜也翕，其動也辟，是以廣生焉。」這就表明，只有動靜相融，萬物才能生化。

另外，在六十四卦中，震卦為動，艮卦為靜，震艮前後相依，為對偶之卦，表示動靜相隨不離。《說卦傳》曰：「艮，東北之卦也，萬物之所成終，而所成始也。」《彖傳·艮》又曰：「動靜不失其時，其道光明。」可見《周易》經傳作者認為靜止是相對的，動靜互根，交替進行，乃是萬物生化所呈現的正常狀態。而六十四卦以未濟卦告終，恰如《序卦》云：「物不可窮也，故受之以未濟終焉。」「物不可窮」，說明宇宙運動是永恆不止的。

動中含靜的動功

氣功功種可分為動功和靜功兩大類。《周易》動靜觀是古代養生家創立動功和靜功的理論根據之一。

關於動功，《呂氏春秋・盡數》云：「流水不腐，戶樞不蠹，動也。形氣亦然，形不動則精不流，精不流則氣鬱。鬱處頭則為腫為風，處耳則為挶為聾，處目則為𥇒為盲，處鼻則為鼽為窒，處腹則為張（脹）為府（歛），處足則為痿為蹷。」《呂氏春秋》作者總結先秦動功即導引術的經驗，以「流水」、「戶樞」作喻，闡明人之形體為什麼必須做適度運動。認為形體運動可促進體內氣血的循行，增強生命活力，開發人體潛能，防上精氣鬱結不通，釀成疾病。

這種以形體動作促進氣血循行的導引術在我國淵遠流長。據《呂氏春秋・古樂》載：「昔陶唐氏之始，陰多滯伏而湛積，水道壅塞，不行其原，民氣鬱淤而滯著，筋骨瑟縮不達，故作為舞以宣導之。」這或許就是動功的起源。後來，專以療疾為目的的舞蹈就發展成為「導引按蹺」。

《素問・異法方宜》說：「中央者，其地平以濕，天地所以生萬物也眾，其民食雜而不勞，故其病多痿厥寒熱，其治宜導引按蹻。故導引按蹻者，亦從中央出也。」唐人王冰注：「導引，謂搖筋骨，動支節。按，謂抑按皮肉。蹻，謂捷舉手足。中（中原地區）人用為養神調氣之正道也。」

「導引按蹻」即遠古時代的氣功，主要是動功。動功在發展過程中形成了眾多的樣式、套路和門派，著名的有「五禽戲」、「易筋經」和「八段錦」。其中五禽戲系統發祥較早。《莊子・刻意》云：「吹呴呼吸，吐故納新，熊經鳥申，為壽而已矣；此導引之士，養形之人，彭祖壽考者之所好也。」「熊經鳥申」，就是五禽戲的前身。

動功雖然以一定的形體動作為特徵，側重養形，但是動功對調神、調氣也有嚴格要求。在行動功時，必須保持心理寧靜，排除雜念，按規定將意念集中到形體動作之上，有時還須加進必要的存想。形體動作要密切結合調心調氣，做到形神相依，以神領氣，神到氣到。形體動作的主要目的是使氣血暢達，與大自然界之氣相通，從而提高整個機體的自我調節能力。

練好動功的關鍵是心靜神寧。這就表明，動功係動中含靜，以靜促動，雖以練形為主，同時練氣練神，故能使形氣神三者的整體水平得到提高，發源於西方的體操、田徑等體育運動，著重在筋骨肌肉的鍛鍊。其心理方面的培訓，也以形體之力量、技巧和反應上的提高為核心，不像動功強調形氣神的統一。因此動功與西方體育雖然皆有強身健體的功效，但有著本質的差異。

靜中含動的靜功

除了《周易》動靜觀以外，道家「歸根曰靜」、「靜為躁君」（《老子》第十六、二十六章）的思想，對氣功養生學也產生了很大影響。道家主張以靜為本，強調了靜態在宇宙演化過程中的應有的地位和對萬物正常生化的重要價值。道家主靜的觀點深深地滲入魏晉以後的易學，為王弼、周敦頤、張載等大易學家所接受和融合，對靜功理論和靜功功法的形成與發展，也起了積極的推動作用。

在氣功中，靜功居主體地位。氣功養生學對靜功做了大量研究，積累了豐富的資料和文獻。靜動的特點是形體姿式和位置保持不動，通過調心、調息排除雜念，使心神入靜，從而產生健身、強智和延壽的效果。

老子說：「虛其心，實其腹。」「致虛極，守靜篤。」「百姓皆注其耳目，聖人皆孩之。」（《老子》第三、十六、四十九章）

虛心即寡慾虛靜，後世養生家將「實腹」解釋為通過意守而使丹田之氣充盈。不懂靜功的人往往追求耳目等感官的物質刺激，為滿足無窮的物慾而苦思冥想，上下奔忙，老子卻反覆要求人們返還到嬰兒狀態，就是要排除物慾的干擾，使精神達於寧靜。

《性命圭旨》說：「心中無物為虛，念頭不起為靜，致虛而至於極，守靜而至於篤，陰陽自然交媾，陰陽一交而陽精產矣。」《性命圭旨》的作者是用道家內丹功的理論來解釋虛靜。內丹術以及所有靜功功法的理論和實踐充分說明，行靜功時，人的心神雖然排除了雜念，形體在外觀上也保持不動，但形體之內，精、氣、神在發生著複雜的生理調整，充分體現了靜中含動，以靜制動的法則。動功和靜功的巨大成效證實了易學關於動靜互含為生化之宗的理論。

靜功主要是在「心」上下功夫，即運用意念，因此與中國人體科學關於「心」的認識有密切關係。《管子》將心的本質界定為「身之君」，成為歷代學者及醫學、養生學的共同認識。如荀子說：「心者，形之君也。」（《荀子・解蔽》）《內經》說：「心者，君主之官也。」（《素問・靈蘭秘典》）《淮南子》說：「心者，形之主也。」（《精神訓》）直至明代王守仁，也強調指出：「心者，身之主宰也。」（《傳習錄》下）

將心比作一國之君，說明其對全身的主宰作用。這一比喻看起來十分樸素，難免為那些深受還原論影響，卻自命獨得最新科學之光的半洋學者譏笑，斥之為「不倫不類」。殊不知，正是這一簡單的類比卻鮮明地顯示著一種與西方傳統迥然不同的眼界，一種對待和審視人體的特殊方式。它指明並強調，人體是一個有機的控制系統，而這個系統的控制中樞正是「心」。

從人體科學發展史的角度說，認識到這一點很重要，它作為關於人體理論的出發點和建構原則，在向內思維的推動和制約之下，就從根本上決定了研究人體的方向、重點和人體理論的構成形態。也正是由於把人看作一個機敏靈活的控制系統，才會把心的問題突顯出來，從而在古代人體科學的基礎上，進一步生長出中國特有的心學。

對「心」的強調顯然與易學和中國哲學的整體觀直接相關。整體之所以成為整體，就在於它不是其各個部分的簡單堆積，而是一個有著內在相關聯繫的集合。高級的整體則形成自己的控制中樞，以應答外界環境的刺激，調整各組成部分之間的關係，使之更加協同，更有利於整體的生存。

依據易學，宇宙作為一個整體，其控制中樞就是太極，太極是宇宙萬物之始，同時也對萬物的生化、展現、存亡起決定和支配作用。它體現在各個具體的有限事物之中，就是各具體事物自身所擁有的太極，成為該事物的先天的決定因素。先天的決定因素規定該事物的本質屬性和基本的生命歷程。該事物如果是一組織水平很高的系統，那麼為了協調其各組成部分的行為，調節與周圍環境因素的關係，它還需要一個後天的控制中樞。

對於人說來，就是有自覺意識的「心」。這樣看來，人有兩個控制中樞。一為先天，主要在命門（人之太極），一為後天，主要在心。

中國人體科學依據陰陽之中復有陰陽，五行之中還有五行的理論，結合人類生活實踐體驗發現，不僅人體是一個控制系統，人體的控制中樞——心，原來也是一個複雜的控制系統。在這個系統中，也有自己的控制中樞。最早宣布這一發現的正是《管子》：

「心之中又有心。」（《心術下》）

「何謂解之？在於心治。我心治，官乃治；我心安，官乃安。治之者心也，安之者心也。心以藏心，心之中又有心焉。彼心之心，意以先言。意然後形，形然後言。言然後使，使然後治。」（《內業》）

心是人體之君，心之心自然是心之君，即心的控制中樞。判定心中有心，這是以理論的形態確認，心是需要也是能夠進行自我調攝的。古人認為，人的心神活動包括思考、慾望、情感、審美、意志等，由多種要素所組成。這些要素之間相互影響，相互纏繞，但經過思慮判斷，最終會形成一個支配精神和行為的意志。這一對精神活動進行管理的過程，就是心神自我調控的過程。主持這一調控過程的，就是心中之心。正是因此，才有「心治」和「心安」。心安和心治是心中之心對心進行調控的行為與結果。

故《內業》說：「凡心之刑（形），自充自盈，自生自成。」就是強調心具有自我管理自我協調的功能。《內經》也說：「志意者，所以御精神，收魂魄，適寒溫，和喜怒者也。」「志意和，則精神專直」。（《靈樞・本藏》）這「志意」，就起心中之心的作用。

《管子》關於「心之中又有心」的理論，在很大程度上正是總結氣功養生活動的結果。《莊子》曰：「唯神是守。」（《刻意篇》）此四字可視作氣功學的提綱。《內經》曰：「獨立守神，肌肉若一。」「恬淡虛無，真氣從之，精神內守，病安從來？」（《素問・上古天真》）《調氣圭臬圖說》曰：「養氣者養心……調氣者調神。」《性命圭旨》曰：「儒曰存心養性，道曰修心煉性，釋曰明心見性。」又曰：「煉精化氣，煉氣化神，煉神還虛。」等等。

這些論述都表明，心神的調攝是氣功修煉的核心。而「心之中又有心」的論述，則為氣功調心提供了理論依據。

靜功關於心神修煉的基本原則是虛靜專一，清心寡慾。對此，有關的氣功書籍已經論述很多。無數靜功的實踐經驗表明，不正當的和過度的「憂樂喜怒慾利」是妨害心神修煉的主要因素。如果人們能夠通過修煉使情緒平和寧靜，去除各種不合理的私慾，那麼心即可經由自調恢復並提高自身的有序度，從而加強耳目感官的感知能力，使智商大為上升。

《大學》云：「知止而後能定，定而後能靜，靜而後能安，安而後能慮，慮而後能得。」這就是所謂「定能生慧」，「靜乃自得」。現代氣功的科學實驗研究表明，通過意識的自我調攝而進入虛靜狀態，全腦的有序化程度明顯增強，腦細胞不是受到抑制，而是處於一種特殊的興奮狀態。在這種狀態下，腦的思維能力、感受能力和協調全身的功能都有提高，從而使人的智慧和抗病能力得到強化，而基礎代謝率卻顯著降低，又有利於壽命的延長。①神可馭氣。靜功的實踐表明，神的這種能力，會隨靜功修煉的加深而有所提高，而這也正是靜功能夠養生和開發智能的機制所在。通過靜功修煉，心的有序度提高，心神統攝真氣能力加強，勢必增強對臟腑氣血九竅百骸的協調作用，使機體的抗病和抗衰老能力即無意識調節機能上升。

《內經》說：「志意和，則精神專直，魂魄不散，悔怒不起，五臟不受邪矣。」（《靈樞．本藏》）如果靜功修煉的功夫達於一定的水平，還可做到隨主觀意願調控自身的臟腑氣血，以使生命長久。

我們知道，中樞神經系統雖然擔負著調控臟腑氣血的職能，但與人的自覺意識活動並不溝通。就是說，在一般情況下，體內臟腑器官的生理過程不受意識的支配。可是，如果進行虛靜專一的自我修煉，就有可能突破這一界限，建立起「心」對臟腑氣血的有意識調攝機制。從而大大提高人們自我痊癒、自我康復的能力。

①謝煥章：《氣功的科學基礎》北京理工大學出版社，一九八八年版，第三章。

動功側重養形。形相對於神說來，屬於靜的方面。靜功側重養神。神相對於形說來，屬於動的方面。氣功養生學發明了動功和靜功，主張形神兼顧，動靜同煉，充分體現了易學關於靜中含動，動中含靜，動靜結合，萬物化成的思想。

第六章　人與天合：養生最高境界

「天人合一」是易學和中國傳統文化貫徹始終的主題。是中國古代哲學所追求的最高的人生境界，是學術和藝術的最終準則，也是養生的至尚規範。

有一點特別值得研究和認真體會，就是中國文化中的所謂養生，決不是一個單純生理學的、醫學的或自然科學的概念，也決不僅僅是為了健康長壽。養生同時就包含著道德以至治世。在易學和中國哲學看來，養生、修德、治世相互制約，相互促進，而且就是同一過程。因此，天人合一既是易學哲學的理想，也是氣功養生追求的目標。

易學認為，人與天地宇宙（簡稱「天」）有著深刻的統一性，構成一個不可分割的整體。因此人的道德、養生以及其他一切社會生活，都應當與天相應相通。《文言傳・乾》曰：「夫大人者，與天地合其德，與日月合其明，與四時合其序，與鬼神合其吉凶。」這裡所說的「鬼神」，與《繫辭上傳》「精氣為物，游魂為變，是故知鬼神之情狀」中的鬼神同義，指氣往來屈伸之運化。按照《易傳》，人的品德、意志和實踐都必須在遵從天地之道，與天運相合的基礎上，充分地發揮人的主觀能動性，才有可能獲得成功，達於理想之境。所謂「天地設位，聖人成能」（《繫辭下傳》），就是要人們認識天地，參贊天地，成就天地化育萬物的功能，亦即後來道教所說：「每當天地交合時，奪取陰陽造化機。」①只要人掌握了自然法則，就可以改變自然所給予的東西，創造出奇蹟。

天人一體

天人合一有本體的依據，即在物能構成和根本規律上，二者是完全一致的。

《易經》結構中的人天相應

天人合一的思想在《易經》六十四卦中已有明顯的表露。經過《易傳》的闡發，就更為豐富深刻。

①轉引自俞琰：《參同契發揮》。

《易經》通行本分為上經和下經兩部分。上經三十卦，以乾坤為始，坎離為終；下經三十四卦，以咸恆為始，既濟未濟為終。一般認為，上經談天道，下經論人道。但是，上經亦論人，下經亦談天。從整體上看，六十四卦既代表宇宙過程，亦敘述人生之旅。如乾坤為天地，同時也表男女。

既濟未濟二卦，一方面闡述了人生事業取得成功的途徑，「君子以慎辨物居方。」（《象傳‧未濟》）另一方面，又象徵事物的發展變化總是終而不終，舊的事物告一段落，新的事物又由此發生。「物不可窮也，故受之以未濟終焉。」（《序卦傳》）由此可見，《易傳》作者認為人生與宇宙的大化流行是相應合的，是服從統一法則的。

六十四卦的每一卦也是這樣。其上卦與下卦相連接，表達兩種自然物的關係，但是卦爻辭則預言人事的吉凶禍福。卦爻象演示天地之道，而卦爻辭講論人生之規。二者相互呼應，結為一個有內在一致性的整體。因此《象傳》在解釋卦象時，總是前一句說明卦象的自然涵義，後一句論述「君子」或「大人」觀此象應具有何種相應的品德。這種結構表明，在《易傳》作者看來，六爻之上下卦所代表的八種自然物，作為宇宙的建構基礎，與人的生存和發展，相互表徵，互為因果，有著深刻的相關聯繫。

天人一氣

本書第四章已詳盡敘述，天地萬物包括人皆由氣所構成，天地萬物的運化，包括人的生命，都由氣所推動。正如《莊子》所云：「通天下一氣耳。」那麼人和天地之間就不可能有根本性的界限，更不可能存在不可逾越的高牆。以氣為共同的物能構成，這就使得人與天必定具有共同的規律。

氣的一條基本法則是，聚則成形，散則為氣。這條法則將人與大自然界的氣和物聯結起來，使得它們可以相互過渡、相互轉化。氣的另一個重要特性是「其細無內，其大無外」，因此，氣有穿透萬物，通連四極的本領。依據氣化理論，每一個有形之物都是一個「生化之宇」，其內部和內外之間時時進行著升降出入的氣化運動。作為萬物之靈的人，更是與周圍環境永不間斷地發生著氣的聯繫。而氣是物質、能量和信息的綜合體，所以人與天地萬物的聯繫是全面的，綜合的，深遠廣大的。也就是說，通過氣的作用，人同無限宇宙不僅有物質能量的溝通，而且還有信息傳遞。

《彖傳・革》曰：「湯武革命，順乎天而應乎人。」《彖傳・兌》又曰：「剛中而柔外，說（悅）以『利貞』，是以順乎天而應乎人。」一件事，為什麼即能夠順天又應人？這正是說明，在《易傳》作者看來，人與天受同一法則支配，有著相同的命脈，因而能夠對同一事件作出同向性的反應。

更為重要的是，依太極氣學：神即氣。神包括一般運動功能，也包括人的思維意識。人由於有思維意識，因而創造了一個絢麗而又無限廣闊的精神世界以與客觀世界相對待。正是這個精神世界把人和天區分開來，且又往往隔離起來。然而，關於神即氣的論斷，就從本體論上說明，原來精神世界與物質世界是相通的，有著共同的本原和物能構成。這樣，就把人與天，精神與自然，主體與客觀徹底聯為一體了。

天人一理

《繫辭下傳》中說：「古者包犧氏之王天下也，仰則觀象於天，俯則觀法於地，觀鳥獸之文，與地之宜，近取諸身，遠取諸物，於是始作八卦，以通神明之德，以類萬物之情。」這就表明，在《繫辭傳》作者看來，人（身）與天（物）

通為一理。只有天人一理，「近取諸身」與「遠取諸物」，才能相互印證而不齟齬，八卦也才能同時揭示天地人三才的本質。

易學認為，人與天共同遵守的根本規律是陰陽。《繫辭下傳》又曰：「易之為書也，廣大悉備。有天道焉，有人道焉，有地道焉。兼三才而兩之，故六。六者非它也，三才之道也。」何謂三才之道？即「一陰一陽」。故天道、地道、人道各為二，合為六。

《說卦傳》曰：「昔者聖人之作《易》也，將以順性命之理，是以立天之道曰陰與陽，立地之道曰柔與剛，立人之道曰仁與義。兼三才而兩之，故《易》六畫而成卦。分陰分陽，迭用柔剛，故《易》六位而成章。」

六爻卦具有三才之道的象徵意義。五、上爻代表天，初、二爻代表地，中間三、四爻代表人。初、三、五爻的陽位，二、四、上爻為陰位。天、地、人三才各占一陰位和一陽位，表示皆以陰陽為其道。儘管陰陽之道在天、地、人中的具體表現不同：天表現為陰陽二氣，地表現為剛柔二體，人表現為仁（陰）義（陽）二德，但其實質是一個，即陰陽。

漢以後的易學家們還把五行學說引入易學，認為五行（木火土金水）結構是適用於天地萬物的普遍系統模型。道家和氣功家們也都用五行結構構築以肝心脾肺腎五臟為核心的人體理論，並把五臟六腑與四時五方按五行格局溝通起來，形成一個以四時五方為間架，包括人體和自然環境各類要素在內的五行大系統。所謂天人一理，從根本上說，除陰陽外，還包括五行。（參看第二章圜道觀與氣功養生之「五行歸類表」）

展揚先天

人與天地本質上是相合的。從道理上說，人人都可以做到天人合一。但是每個人畢竟是相對獨立的個體，並產生出代表這一個體的自覺意識，因而必定與無限的宇宙，與周圍的其他事物發生矛盾。這就使人在現實生活中，與天常常並不相合。作為人生法則和精神境界的天人合一，是必須經過一番努力才能實現的。

✖先天與後天的矛盾

易學和氣功養生學認為，妨害人們達於天人合一的主要障礙，在於人的後天之神與先天之性存在著矛盾。在氣功養生學中，先天性又稱先天神、元神，後天神又稱識神、慾神。

人和萬物由太極演生而來。當人產生之初，太極和天地賦予人以生命，同時也就注入了人的本質屬性。《彖傳・乾》說：「大哉乾元，萬物資始……乾道變化，各正性命，保合太和乃利貞。」朱熹注：「物所受為性，天所賦為命。太和，陰陽會合沖和之氣也。各正者，得於有生之初。保合者，全於已生之後。此言乾道變化，無所不利，而萬物各得其性命以自全。」（《周易本義》）

此注甚切。意思是，天地生萬物之時，對萬物的賦予稱「命」，萬物由此而具有之品德稱「性」。天賦之命與性，對所受之物來說，是和調而完滿的，萬物得此性命，皆可自全。人自然也不例外。這就是所謂先天之性。

具體說來，人的先天之性包括最基本的道德原則和規範，依易學，就是乾元坤元所具有的那種無私地生育長養萬物的品德。儒家稱之為「至善」，道家名之曰「自然」。人的先天之性還包括生命的原動力，生長和衰老的控制功能以及對生理過程的無意識調節。這些功能使人具有免疫機制。氣功養生學認為先天之性一部分存於命門，一部分存於心。

人生之初，其性自全。但是人有形體和自覺意識。這種自覺意識雖然從根本上說是在先天性的基礎上生長出來，但它直接與形體和外界環境相關聯，它的職能是認識世界，適應和利用外界環境，因此被稱為後天之神。形體是生命的載體，形受損，生命即受損，形不存，生命也就結束。故養形是實現先天之性必不可少的前提。然而人之形體有其相對獨立的要求和偏嗜，它們通過後天之神表現出來並加以實現。這就是所謂的物慾。物慾之中有合理的，即合於先天之性的，也有不合理的，即違背先天之性的。那些不合理的慾望，包括應份而過度的慾望，如果不能得到控制，即與先天之性相衝突，造成對先天性的壓抑和快速耗損，從而使人背離道德，縮短壽命。

《禮記‧樂記》說：「人生而靜，天之性也，感於物而動，性之慾也。物至知知，然後好惡形焉。好惡無節於內，知誘於外，不能反躬，天理滅矣。夫物之感人無窮，而人之好惡無節，則是物至而人化物也。人化物也者，滅天理而窮人慾者也。於是有悖逆詐偽之心，有淫泆作亂之事，是故強者脅弱，眾者暴寡。知者詐愚，勇者苦怯。疾病不養，老幼孤獨不得其所，此大亂之道也。」

這段話具體地說明了先天性與後天神的矛盾。所謂先天之性本靜，是相對於「感於物而動」而言。這裡的「靜」和「動」有其特定的涵義。說先天之性本靜，意思是指人們秉受的天性，能夠使人的自然生命和道德生命通過自我調整達於和諧有序，從而順其大化流行，充分展現自身。這就是所謂「自全」。「靜」的本質是自調與和諧。「動」的一般意義是運動、活動、變化。這裡主要是指人體生化的運行和對外物刺激的應答。因此，靜中即含動：沒有適當的動，就不可能有自調與和諧，不可能有先天之性的正常發揮和展現。

但「動」同時也是對自我調節與和諧有序的耗損、衝撞，甚至造成破壞，尤其是不合規範的「動」和超負荷的「動」，破壞「靜」的作用就更大。「動」的原因在於性（通過形）的需要（「性之慾也」）和外物的誘發。「物至知知」的第一個「知」和「知誘於外」的「知」為智，即後天之神。後天之神在形體的影響之下，對於無窮外物的誘惑有可能失去節制，以至脫離先天之性的調控，這就是所謂「天理滅矣」。

物本來應當供養於人，服務於人，被人所化。如果不加節制背離天性去追逐外物，那麼人就反而受制於物，此即所謂「人化物也」。其結果則是社會秩序遭受破壞，人與人之間失去和諧互助和正常的倫理關係，以至大亂。其「疾病不養」，既包括無力看醫服藥，也包括人體自身喪失自然痊癒機能，先天秉賦的生命力和自調功能受到戕害，從而加速衰亡的到來。

恬靜少私，返還天道

先天之性既然是高尚道德、健康身心的保證，那麼解決先天性與後天神的矛盾，無疑應以發揚前者，引導後者，克制不合理物慾為不變原則。《象傳·損》說：「山下有澤，損。君子以懲忿窒慾。」損卦下兌上艮，兌為澤，艮為山，故曰：「山下有澤」。澤水浸蝕山根，使山慢慢受損。山根被蝕，土石滑入澤中，又使澤面減損。故此卦名為損。懲訓止，窒訓塞。

《易傳》作者認為，君子觀此卦象應止怒塞慾。止怒塞慾是培植和展揚先天之性，促成人天相合的主要途徑。

這裡需要分析一下「慾」。無論儒家、道家、佛家和各種古典氣功專著，常常提到「少慾」、「寡慾」、「滅慾」、「窒慾」。說法很不統一，用義也因時而異。廣義的「慾」，為一切有生命之物所具有。在一定意義上可以說，有沒有「慾」，是劃分生物與非生物的一個重要分野。而在有生命的世界，人和其他生物雖然都有「慾」，卻有本質的不同。其他生物的「慾」，其內涵和表達方式由遺傳基因決定。如果遺傳基因不變，生物體所表現出來的「慾」也就不變，將永遠按照同一模式不斷重複。

人則不同。人由於具有創造性和更新性的智慧，他的慾望只有一部分由遺傳基因決定，另外更大的一部分則產生於後天之神。因此，其他生物的「慾」是維持現有的生存，一般不會突破自身，而人「慾」的最大特點卻是不斷的超越。正是由於人類之「慾」永無滿足，人類才有永無止境的發展。原來，這種自我超越的「慾」，是人類前進的原初動力。

但是，對人慾還要做進一步的分析。依據易學和氣功養生學，人慾可分為私慾和公慾，順乎自然之慾和不順乎自然之慾。私慾是為己之慾，公慾是為人之慾。無論私慾還是公慾，都有合理與不合理，正當與不正當之分。其界限就在是否合於天道，順乎自然。

合天道順自然之慾，不論屬私還是屬公，都是合理的，正當的，其原因就在於，這樣的慾與宇宙大化流行是一致的，符合天地萬物（包括人類）共存共榮的利益與要求。不合天道，不順乎自然之慾，即使是為公，也不合理，也應去除。如為了人類眼前之利而破壞生態環境的作法，即屬此類。

當然也應當看到，那些違反先天之性給人帶來不利影響的慾，絕大部分屬於個人私慾。可見，我們決不能一般地否定慾，也不能一般地肯定慾。古代學者雖然大講「窒慾」、「寡慾」，但究其實，大多也並非主張排除一切慾，而是要對慾做具體分析。實際上他們反對的是不合理之慾，而對於合乎天道，順乎自然之慾則持積極肯定的態度。

發揮後天神的能動性

氣功養生的各種功理功法，歸結起來，其總的指導原則，就是發揮識神的能動作用，通過以心調心，將「慾」引導到合於先天之性的軌道，使後天之神與先天之性併入同一個方向，產生共諧，從而提高機體的自和功能，增強原初的生命活力。孟子說：「養心莫善於寡慾。」（《孟子・盡心下》）荀子道：「養心莫善於誠。」（《荀子・不苟》）「寡慾」和「誠」在本質上是相通的。「誠」即實實在在，無欺無偽。最大的誠是宇宙大化流行本身。故心誠就是要從內心帖近養育萬物，生生不已的天道。寡慾是從消極方面說的，指出不要什麼；誠是從積極方面說的，指出正面發揚什麼。孟子也說：「反身而誠，樂莫大焉。」（《孟子・盡心上》）故寡慾必誠，誠必寡慾。其目標是一個：將後天神與先天性統一起來。

去除不合理的物慾，不可能一下子做到，需要一個相當的修煉過程。孟子說，「我四十而不動心。」（《孟子・公孫丑上》）連亞聖孟子還是到了四十歲才能以靜心對待物慾，足見其難！

但是應當明白，「不動心」，那是一個很高的精神層次。在現實生活中，一個人如果經過自我克制，能夠抵制不合理物慾的引誘，已經很不容易。而這還不能算是「不動心」。「不動心」就是「靜」。然此「靜」，不是用心著意的行為，而是一種自然而然、習以為常的心態。人們如果能夠達於此種境界，則「不刻意而高，無仁義而修……淡然無極而眾類從之，此天地之道，聖人之德也。」（《莊子・刻意》）就是說，通過修煉，使處靜施善變為一種無須思考的生活習性。這樣，聰明才智，健康長壽和種種和諧美好的事情就會不召自來。

孫思邈也說：「夫養性者，慾所習以成性。性自為善，不習無不利也。性既自善，內外百病，皆惡不生；禍亂災害，亦無由作。此養性之大經也。善養性者，則治未病之病，是其義也。」（《千金要方・養性序》）

先天性是後天神的本根、源泉，體現了偉大的太極和天道，先天性為宇宙大化流行所注定。後天神承擔著認識、適應和創造生活環境的艱巨任務，體現著人的靈性和無止境的能動性。要使後天神與先天性相一致，返還天道，高揚先天，起主導作用的只能是後天神。

《大學》云：「修身在正其心。」「正其心」就是要發揮後天神即識神的能動作用。宋代內丹家白玉蟾說：「先天必須後天定。」（《修道真言》）也正是這個意思。通過後天神的自我調攝與運用，一方面排除那些不合理的物慾與私心，另一方面將與先天性相一致的思想意志（合理的慾）付諸實行，並盡量發揚光大。這兩個方面綜合起來，就是「虛靜無為」或「寡慾盡心」的全部內容。

莊子曰：「虛則靜，靜則動，動則得矣。靜則無為，無為也，則任事者責矣。」（《莊子・天道》）「靜則動，動則得」，是要通過「靜」而實現正確的「動」，通過正確的「動」，還要取得積極的成就。「靜則無為」，是說通過「靜」可以排除不合理的慾念與私心，使人的行為符合「法自然」的原則，這就是「無為」。而達於「無為」，才會實現「任事者責」，即承擔職務的人負起自己的責任而不瀆職。可見，莊子所理解的虛靜無為決不是呆立不動，無所作為，恰恰相反，是為了真正大有作為。

清心之靜與順自然而動，這兩個方面如果進行得好，不僅可以使後天神自身得到加強，使先天性的損耗減少到最低限度，而且還有可能令先天性得到恢復、培補，甚至增固，這就是返本還元，與天相合。

知命樂天

氣功養生學主要是心神的修養（不是全部），所以重在理解和領悟。這是氣功與西方體育鍛鍊的一個重要區別。顯然，要解決識神與元神的矛盾，使後天神與先天性相結合，就必須對先天之性有盡量深入的了解和內省。故云：「多練功不如道理清，道理清不如道德真。」此言是很對的。

「窮理盡性以至於命」

依據易學，萬物由太極和天地所生，各領先天之命，謂之性。先天之性決定所受之物按一定法則運化，謂之理。易學的任務正在於揭示天地萬物的理與性，給人以認識的方法和手段。

《說卦傳》曰：「昔者聖人之作《易》也，幽贊於神明而生蓍，參天兩地而倚數，觀變於陰陽而立卦，發揮於剛柔而生爻，和順於道德而理於義，窮理盡性，以至於命。」《易傳》作者認為，古聖人依據陰陽變化，生蓍依數，畫爻立卦，就是為了指導人們窮天下之理，盡自己、眾人和萬物之性，以至最後通達上天之命。理—性—命，三個概念代表事物本質的三個層次，人對它們的窮和盡也是一個由淺入深的過程。

特別應當注意「盡性」之「盡」，它既包括認識，又包括踐行，是知與行的統一。所以，「窮理盡性，以至於命」，既是對宇宙內蘊的體認，同時也是指道德的實踐和展現，是主觀能動性與客觀規律性的統一。

《中庸》說：「天命之謂性，率性之謂道，修道之謂教。」把循順天命之性視為「道」，把認識和踐行「道」視為教育的主要內容和最終目的，這一思想與《易傳》正相吻合。他們都把對宇宙的認識、道德踐行和內在本性的實現統一起來，而這也正是修性養生、與天相合的過程。

「致命遂志」

天命是生育萬物之天的內在本能，是天對萬物的賦與和規定。韓康伯《說卦傳》注：「命者，至極也。」（見《周易正義》）命對人和物之性說來是終極的原因和決定因素。這裡要著重指出，天命對人和萬物所賦之性有一般、特殊和個別三個層次。一般是指人和萬物所秉之共性，特殊是指事物的類屬性，如前面所述先天性和後天神的矛盾統一，即屬於人的類屬性。

除此而外，天之所賦還有專屬於某一個人、某一事物的東西，為其獨具，即為個別。天賦之性的一般、特殊和個別都是命。而作為個別的那一部分內容，顯示個人之間的差別，則屬於平時所謂「命運」的範疇。

平時所說的「命運」這個概念，包括先天和後天兩個方面。前面所述天命之性，對於秉受者說來是與生俱來的，是不可預定、不可選擇的，故為先天之命。其中個人獨具以與他人相別的那些部分，則更具命運的色彩。此外還存在後天之命運，即指人在生命旅程中所遇到的，那些本人不可控制或未加入任何主觀因素而降臨的吉凶禍福。先天之命和後天之命都由「天」定，不以人的意志為轉移，但先天之命表現為內在的規定，後天之命則表現為外來的影響。

易學不僅承認先天之命，也承認後天之命。命運並不具任何神秘色彩，但確是不可否認的事實。命運是一種不受人擺佈的客觀力量，必須在理論上與主觀的作用因素劃分開來。那些不受主觀作用因素影響，與主觀作用因素毫無關係的境遇，有利或不利之條件，即具有命運的意義。

對待命的態度，是天人關係的重要方面，是修性養生必須正確解決的問題。

孔子曰：「不知命，無以為君子也。」（《論語・堯曰》）「道之將行也與，命也；道之將廢也與，命也。」（《論語・憲問》）孔子承認有命運，但他並不持消極態度。他主張每一個人不管命運如何，都應一絲不苟地履行自己的道德責任，去努力聞道、行道。他自己明知其道不行，但仍東奔西走，席不暇暖，為實行以仁治國的主張而奮鬥終生，被稱為「知其不可而為之」的人。孔子的作法確立了儒家對待命運的原則立場。

孟子曰：「莫之為而為者，天也；莫之致而至者，命也。」（《孟子・萬章上》）「夭壽不二，修身以俟之，所以立命也。」又曰：「莫非命也，順受其正，是故知命者不立乎岩牆之下。盡其道而死者，正命也；桎梏死者，非正命也。」（《孟子・盡心上》）孟子認為一切事物都有命的成分，但是無論運氣好壞，壽命長短，都要孜孜不倦，修養身心，順乎天理，力盡其道，而絕不放任和懈怠。

《易傳》作者繼承和發揚了儒家的命運觀。《象傳·困》）曰：「澤無水，困。君子以致命遂志。」困卦下坎上兌，兌為澤，坎為水。水在澤下，表示水滲入地下，澤已乾枯。此時澤中之物被困於澤底，故卦名「困」。君子處於困境應如何呢?回答是「致命遂志」。

鄭汝諧釋：「知其不可求而聽其自至焉，『致命』也。在命者不可求，在志者則可遂，所謂從吾所好也。」（《東谷易翼》）一方面承認某些事變無法抗拒，只得順應世界的必然性而不必徒然強阻，亦即「順天休命」（《象傳・大有》）；另一方面卻要依從宇宙的根本法則，始終不渝地伸行自己的理想和意志，對世界加以調節和控制，使其更加符合人類的需要，亦即「財成天地之道，輔相天地之宜」（《象傳・泰》）。應該說，「致命遂志」是一個相當深刻的命題。

樂在行天

中國古代思想家多把知天和行天看作人生最大的快樂。

孔子「發憤忘食，樂以忘憂，不知老之將至」，「飯疏食，飲水，曲肱而枕之，樂亦在其中矣。」（《論語‧述而》）其弟子顏回，「一簞食，一瓢飲，在陋巷，人不堪其憂，回也不改其樂」。（《論語‧雍也》）孟子「反身而誠，樂莫大焉」（《孟子‧盡心上》）！其樂何在？在得道而與天同也。道家也如是。莊子說：「知天樂者，無天怨，無人非，無物累。」（《莊子‧天道》）又說：「古之得道者，窮亦樂，通亦樂，所樂非窮通也，道德於此，則窮通為寒暑風雨之序矣。」（《莊子‧讓王》）為什麼古代先賢們能夠窮通皆樂？原來樂不在通，也不在窮，而是在於他們通曉了宇宙流行的根本規律，其胸襟同於宇宙，超出凡塵，而達於與天相合之樂。

《易傳》作者發揮了儒家的樂觀精神，同時也融合了道家「天樂」思想。《繫辭上傳》說：「原始反終，故知死生之說。精氣為物，游魂為變，是故知鬼神之情狀。與天地相似，故不違；知周乎萬物而道濟天下，故不過。旁行而不流，樂天知命，故不憂。」《易傳》作者認為，《易經》揭示了天地大道，以之濟助萬物，會無不成功。引申發揮，靈活應變，都不會失誤。

《易經》使人們體悟，原來天地流行，陰陽大化，循環不止。生死、窮通、形氣都會相互轉化。最正確的作法是，把人生一切融入到宇宙的大化流行中去，把自己的成功與失敗看作是隨偉大宇宙周行的一個部分，在知天行天中去尋取無窮快樂。這樣就會超出個人的得失，不再因一時的窮通而或喜或悲，哪裡還有什麼憂懼、煩惱和忿怒呢？

《易傳》作者和儒、道先賢們知命樂天無憂不懼的人生哲理，是氣功養生學的重要組成。人們只有同於「大通」，得於「天樂」，才能真正地長久地做到虛靜恬淡、清心寡慾，同時又絕不失去蓬勃向上和開拓創新的精神。只有虛靜清心，才能同天，才能消除不利於展揚先天之性的因素；只有進取創新，才能樂天，才能積極調動、開掘和增強人體天賦的生命活力。

與天同德

為了充分展現人性的內蘊，達到與天合一，一方面需要虛靜恬淡，克服不正之慾，另一方面，還要積極踐行與天相合的道德。

養德重於養體

頤卦是專門講述養生的卦。頤為腮，腮為口腔之表。頤卦卦辭：「觀頤，自求口實。」「實」為食。口中進食為養生所必須。「自求口實」是說養生須依靠自己，不能仰賴他人。「觀頤」，即把注意點集中到腮部，自然是要討論養生的問題。故《序卦傳》：「頤者，養也。」《彖傳・頤》：「頤，貞吉，養正則吉也。」養生是好事，但一定要依從正確之道，才會有好的效果。《象傳・頤》：「山下有雷，頤。君子以慎言語，節飲食。」頤卦下震上艮。震為雷，為動。艮為山，為止。有動有靜，有行有止，動靜行止恰當結合，正是養生所須遵守的原則，故曰：「山下有雷，頤。」

具體說來，口的功能有二：說話和進食。說話進食需要動，但要有選擇、有節制，故又有所止。以免禍從口出，病從口入。「慎言語」，是修德；「節飲食」，是窒慾。

頤卦初九：「舍爾靈龜，觀我朵頤，凶。」《象傳》曰：「『觀我朵頤』，亦不足貴也。」靈龜又稱神龜，代表正道。朵訓動，朵頤即咀嚼食物。初九為陽實之爻，象徵有足夠的食物可供自養。但是，他舍去養生的正道，還垂涎他人口中的食物，顯係不德，故「凶」。王夫之注：「此言貪躁之人，見我動頤而嚼，乃注目凝視。咎不在朵頤而在觀。雖未覬分其潤，而情已淫，故曰『亦不足

貴』。」（《周易稗疏》）

上九：「由頤，厲吉。利涉大川。」《象傳》曰：「『由頤厲吉』，大有慶也。」上九亦為陽實之爻。「由頤」是說上九不僅自養，還供養其他四陰虛之爻（六二、六三、六四、六五），可謂德之大，故「厲吉」。六五至尊之君，由於陰虛而不能自養，更不能盡君主養人之責，但六五「貞吉」，是因為他能「順以從上」（《象傳》），把養育國人的重擔交給了賢臣上九。上九德才兼備，出色地完成了重托，故「利涉大川」，「大有慶也」。①

對比初九上九可見，頤卦和《易傳》都強調，惟有品德高尚才能將養生引入正道，故修德性比養形體更重要。這與「太上養神，其次養形」的觀點是一脈相通的。

修德重於養體的原則有其深厚的思想基礎。在中國傳統的養生學中，養生並不是純屬個人的行為，更不可單從醫學生理學的角度來理解它的意義，來確定它的價值。養生首先是履行一種道德的責任。

①參見程頤《周易程氏傳》，徐志銳《周易大傳新注》。

儒家認為，愛惜自己的身體是盡孝道，自己身上的一毛一髮都為父母所生，敬父母就應當愛身體。健康的身體是施仁行義、盡忠報國和傳宗接代的保證。道家認為身體為天地所養，「吾身非吾有也」（《莊子‧知北遊》），所以養生不是因為惡死，而是人們「法自然」，「合天德」所必定要做的，是大道之行的體現，同時也是為了過一種高潔無濁的生活。

養生既然是出於道德的要求，它就有了社會性，成為人們應分的莊嚴義務。因此，一個有道德的人就應當重視養生，養生的動力也應當來自道德的命令。把養生納入道德的範疇，養生方能有正確的目的，也才能產生足夠的動力和毅力。既然養生從屬於道德，那麼修德自然重於養體。

養己、養人、養物是一個整體

在中國傳統的養生學中，養生是一個整體概念，不能單純從一個人的角度去理解，就是說，不能把養生看作僅僅是養自己。按照天人合一的觀念，一個投入養生活動的人，既要養己，又要養人；既要養人，還要養物。

《彖傳‧頤》說：「『觀頤』，觀其所養也。『自求口實』，觀其自養也。天地養萬物，聖人養賢以及萬民，頤之時，大矣哉。」《易傳》作者認為，考察養生（「觀頤」），最重要的是看其養生之道是否正確（「觀其所養也」）。觀其如何對待自己的物慾，是否「自求口實」，這是對自我養生進行考察和評判（「觀其自養也」）。而天地生育萬物，聖人培養賢能並通過治理使國人豐衣足食，談詩學禮，也都屬於養生的範圍。所以，養生不僅是個人的事，它關乎全民和萬物。頤養工作做得適時合宜，無疑是一件大事。

北宋程頤對《易傳》的養生思想有一段精彩的闡發：「聖人設卦，推養之義，大至於天地養育萬物，聖人養賢以及萬民，與人養生、養德、養人，皆頤養之道也。動息節宣，以養性也；飲食衣服，以養形也；威儀行義，以養德也；推己及物，以養人也。」（《周易程氏傳》）

依《易傳》和程頤的觀點，養己、養人、養物三者相互關聯，相互促進，是一個有內在聯繫的整體。比如推己及人，關心他人之養，也就是養己之德，而養己之德又有益於治氣養身。推人及物，泛愛眾生，使萬物和諧，共存共榮，其結果又有利於養育人類。而要實現萬物和諧，又必須「動息節宣」，理治人慾。這就表明，易學之養生學實際上還包括優化和美化自然，創造最佳的生態環境。可見，養己、養人、養物三者的統一，就是養生、修德和治世的統一，也是養神、養氣和養形的統一。

無論對於社會，無論對於個人，將養己、養人、養物恰當地結合起來，盡力做好每一個方面，才是完整的養生，才是合於天德的養生正道。

《繫辭傳》說：「天地之大德曰生」，「生生之謂易。」生育養長萬物，乃是天道的核心，因此，我們每一個人都應該像天地那樣，具有珍愛眾生、憐惜萬物的博大情懷。《繫辭上傳》又說：「一陰一陽之謂道，繼之者善也，成之者性也。」按照宋易的解釋，陰陽之道的實質是，通過陰陽自和而達於最佳的生和養。陰陽之道，也就是天地大德。所謂言行之善，即對這一道德的繼承，所謂先天之性，即對這一道德的秉受。

易學所謂乾卦四德，是對這種善性的概括。乾卦卦辭為「元亨利貞」，《易傳》將其釋為天的四種德性。《文言傳・乾》：「元者，善之長也。亨者，嘉之會也。利者，義之和也。貞者，事之干也。」孔穎達《周易正義》引莊氏語曰：「『元者，善之長』者，謂天之體性，生養萬物。善之大者莫善施生，元為施生之宗，故言『元者，善之長也。』『亨者，嘉之會』者，嘉，美也。言天能通暢萬物，使物嘉美之會聚，故云『嘉之會也』。『利者，義之和』者，言天能利益庶物，使物各得其宜而和同也。『貞者，事之乾』者，言天能以中正之氣成就萬物，使物皆得干濟。」

易學將「元亨利貞」解作天之四德，意在讓人們體天之道，行天之德。《文言傳》接著說：「君子體仁足以長人，嘉會足以合禮，利物足以和義，貞固足以干事。君子行此四德者，故曰：『乾：元亨利貞。』」孔穎達疏：「君子之人，體包仁道，泛愛施生，足以尊長於人也。仁則善也，謂行仁德法天之元德也。『嘉會足以合禮』者，言君子能使萬物嘉美集會，足以配合於禮，謂法天之亨也。『利物足以和義』者，言君子利益萬物，使各得其宜，足以和合於義，法天之利也。『貞固足以干事』者，言君子能堅固貞正，令物得成，使事皆干濟，此法天之貞也。」「使事皆干濟」，即使事皆有所成就。依據易學，慫將養生置於正道，就必須高揚乾卦四德。

✖「美在其中，暢於四肢」

孔子說：「知者樂水，仁者樂山。知者動，仁者靜。知者樂，仁者壽。」

（《論語・雍也》）通常人們在引用和解釋這段話時，總喜歡將「知者」和「仁者」分開。其實按照孔子的思想，智者當仁，仁者當智。動靜互根，樂壽相依。試想，仁者與天合德能不樂嗎？知者明理，自當清心，能不壽嗎？仁愛萬物，濟助群生，能不智不動嗎？窮萬物理盡萬物性，深思冥想，能不仁不靜嗎？對仁和智分別加以論述，不過是為了強調智與仁各有自己的特性和偏向，而在儒家的學說中，它們都屬於「德」這個十分寬廣的範疇。

《大學》說：「富潤屋，德潤身，心廣體胖。」胖，音盤，朱熹注：「胖，安舒也。」「心無愧怍，則廣大寬平，而體常舒泰，德之潤身者然也。蓋善之實於中而形於外者如此。」這就是說，高尚的道德會使心胸坦蕩平和，有益健康延年。《文言傳・坤》亦曰：「君子黃中通理，正位居體，美在其中，而暢於四支（肢），發於事業，美之至也。」「黃中通理，正位居體」是說，君子心懷中德又智又仁。這種內含章美之人，則必形體四肢氣血充通，前途事業光耀照人，既長壽，又發達，故「美之至也」。

那麼，為什麼道德情操高尚有益於健康呢？

首先，有高尚道德的人理想遠大，積極向上，外敬內靜，嚴格自求，這樣的精神狀態有利於激發先天之性，提高心神的有序水平，加強生命的活力和對生命過程的自調功能。同時，也有利於去除不合理之私慾，進入清心恬淡順遂自然之境。

其次，與天相合的道德，會使人的內心世界廣大寬平，人際關係和諧，人物關係調暢，從而肌體的通透性提高，內無積滯，外與大自然之氣宣通。由於內含章美，在同氣相求、同類相召原理的作用下，外界生活環境中的清新美好之氣會大量湧入人身，促進健康。

第三，道真義正則直壯，心神直壯則可產生浩然之氣，以充實身體。孟子曰：「我善養吾浩然之氣。」「其為氣也，至大至剛，以直養而無害，則塞於天地之間。其為氣也，配義與道；無是，餒也。是集義所生者，非義襲而取之也。行有不慊於心，則餒矣。」（《孟子·公孫丑上》）此即俗語所謂「理直氣壯」。然而孟子反覆強調，其義與道，須是真正內心修養所至，決非一日之功，故曰「集義所生」，「非義襲而取」。

朱熹注：「襲，掩取也，如齊侯襲莒之襲。言氣雖可以配乎道義，而其養之之始，乃由事皆合義，自反常直，是以無所愧怍，而此氣自然發生於中。非由只行一事偶合於義，便可掩襲於外而得之也。慊，快也，足也。言所行一有不合於義，而自反不直，則不足於心而其體有所不充矣。」（《四書集注》）朱熹所言很是貼切。

《易傳》關於「美在其中，暢於四肢」之論和孟子集義生「浩然之氣」之說，為歷代氣功養生家們所重視。其內在機理，仍有待現代科學和氣功學予以研究。

「與日月合其明」

從氣功養生學的角度說，推崇修德不僅是因為德重於體，修德有利於養體，原來修德就包括在養生之中。換句話說，氣功養生不光要練功以延長壽命，還要陶冶高潔優美的情操，以提高生命的質量。它主張窮理盡性，知命樂天，同於大化，最終達於天人合一的至高的精神境界。

當此之時，愛己、愛人、愛物之心昇華為率性之道，與天之四德相並，而且像道生萬物那樣，「生而不有，為而不恃，長而不宰。」（《老子》第五十一章）即不居功占有，不貪圖私利。《文言傳‧乾》曰：「與日月合其明。」何謂也？「與日月合其明」不是說與日月一樣光明，而是說，要使自己的精神之光與上天的日月之明渾然相溶，做到「上下與天地同流」（《孟子．盡心上》）。

天人合一之境的一個突出感覺是「自得」。《淮南子》提出：「天下之要，不在於彼，而在於我，不在於人，而在於身。身得則萬物備矣。……夫天下者，亦吾有也，吾亦天下之有也。天下之與我，豈有間哉！夫有天下者，豈必攝權恃勢，操殺生之柄而以行其號令邪？吾所謂有天下者，非謂此也，自得而已。自得，則天下亦得我矣。吾與天下相得，則常相有，已又焉有不得容其間者乎！所謂自得者，全其身者也。全其身，則與道為一矣。」（《原道訓》）

「自得」即充分體悟天人本性相通，不差分毫，所以天與人相得相有，相互實現。既然身全天性，我與天等，那麼吾之本心，還有什麼容不下的呢？還有什麼不曾容下的呢？孟子曰：「萬物皆備於我矣。」（《孟子．盡心上》）領會到這一點，並依天道而行，自然會產生擁天下為己有之快樂和滿足，人生則達於至高至實至美之境。

用莊子的話說，就是「天地與我並生，而萬物與我為一。」（《莊子．齊物論》）試想，保持這樣的一種心境，待人處世，必定熱烈而不喪失理智，盡心而不動心，怎麼能活得不瀟灑？不長久？

達到天人合一，還會忘掉物我之異。把主體融入於客體之中，消除主客觀對立，這是易學和中國傳統哲學處理主客關係始終如一的原則。正如北宋程顥所云：「仁者渾然與物同體」，「此道與物無對。」（《識仁篇》）天人合一，在一定意義上，正是這一原則的徹底貫徹。達於天人合一的人，在精神上與宇宙融為一體，於是忘掉與萬物之界限與差異。氣功養生學認為，在精神上做到物我無對，則身體與大自然界的真氣容易溝通，會促進人體與天氣的交流。反之，就有可能在人天之間形成無形的蔽障，阻礙氣的流通，於養生不利。

要達到天人合一，需要一個修養的過程。這一過程與氣功養生完全相合，既包括專門的修養，也包括在日常生活中的踐行。而天人合一的境界也必須體現在平時的學習與工作，交際與娛樂之中。

孫思邈說：「古養性者，不但餌藥餐霞，其在兼於百行。百行周備，雖絕藥餌，足以遐年。德行不克，縱服玉液金丹，未能延壽。」（《千金要方・養性序》）養性不光在服藥靜守，漱陽含霞，還須貫徹於所有言行之中，故云：「其在兼於百行。」北宋白玉蟾指出：「不但靜中能靜，必須動中能靜，方見功夫之力。」「靜坐者，不在坐時靜，要在常時靜。」「焚香烹茶，是道也，即看山水雲霞，亦是道。胸中只要浩浩落落，不必定在蒲團上求道。」（《修道真言》）說來說去，天人合一的關鍵在於對心性即天命的領悟和踐行。它是一種昇華了的精神境界。這種境界表明，自然與社會、生理與倫理、精神與形體、個人與宇宙可以相互轉化，相互躍入，構成一個連續的整體。氣功養生是這個整體中的一個環節，它必須與這個整體連串在一起。

與天同序

人生活在天地之間，為宇宙整體的一個成員。人的功能結構和生化節律與天相合，人的一切行為都必須與宇宙大系統的秩序相協調，才有可能獲得成功，才能健康長壽。

時行時止

易學和中國古代哲學認為，宇宙秩序集中表現為「時」。中國傳統思維特別重視時，將時間看得比空間更重要。這一點與重生貴生，視宇宙大化流行為一生命過程有關。因為生命的最大特點是在時間中延續。

《彖傳・豐》曰：「日中則昃，月盈則食。天地盈虛，與時消息。」強調天地萬物的運變皆隨時間而進行。時間序列主要表現為一個年周期分布為春夏秋冬四時。天地萬物在四時遞嬗中生長收藏，周而復始。

古人依直觀所見，認為天的變化（日月相推，斗轉星移）帶動地的變化（四季遞嬗，生長收藏），古代記時又以天象的變化為準，所以中國古代總是把時與天聯繫起來，常稱「天時」。《彖傳・大有》：「應乎天而時行，是以元亨。」這裡天與時是相容的。而天是覆蓋大地的穹窿，包括日月星辰，雲氣風雨。把時與天聯繫起來以後，「時」這個概念中就隱含了空間的因素。

另外，古代所說的「時」，有時並非指抽象的時間，而是表示一個具體的運變關節，指發生於某一時刻的一定條件因素的集合。故此之「時」可解為「時機」。「時機」產生於事物之間一定的相關關係，也是宇宙秩序的表現。《易傳》中許多地方提到「時」，都含有時機的意義。

總之，「時」是一個綜合的靈活的概念，在易學中，「時」被看作是事物受宇宙秩序之整體影響的主要因素。與時相隨，即與天同序。人的養生、修德和治世能否符合於「時」，是成敗的關鍵。《繫辭下傳》：「變通者，趣時者也。」「待時而動，何不利之有。」《彖傳•艮》：「時止則止，時行則行，動靜不失其時，其道光明。」一切變通，須看時機是否成熟。觀其時，當止則止，當行則行。行止順遂時宜，定會有好的結果。由此可見「時」的重要。

易學重視「時」的思想，對醫學和氣功養生學產生了巨大而深遠的影響。

首先，把人體看作是一個時間結構：肝心脾肺腎五臟分屬五時。肝屬春，心屬夏，脾屬長夏，肺屬秋，腎屬冬。真氣沿經脈循行周身，也與晝夜、四時、十二月有著密切的對應關係。基於此，中醫診斷學、治療學、針灸學、方劑學等等，無不認真考慮時間因素的影響。這些方面的豐富內容，在《黃帝內經》和歷代醫書中都有詳細講論。故中醫學在一定意義上又可稱作陰陽時間醫學。

其次，由於人體氣化和宇宙流行相應相通，有統一的節律，機體的生理病理與時間密切相關，故養生亦須與時間因素相適應。

《素問•四氣調神大論》說：「春三月，此謂發陳，天地俱生，萬物以榮，夜臥早起，廣步於庭，被發緩形，以使志生。生而勿殺，予而勿奪，賞而勿罰，此春氣之應，養生之道也。」「夏三月，此謂蕃秀，天地氣交，萬物華實，夜臥早起，無厭於日，使志無怒，使華英成秀，使氣得泄，若所愛在外，此夏氣之應，養長之道也。」「秋三月，此謂容平，天氣以急，地氣以明，早臥早起，與雞俱興，使志安寧，以緩秋刑，收斂神氣，使秋氣平，無外其志，使肺氣清，此秋氣之應，養收之道也。」「冬三月，此謂閉藏，水冰地坼，無擾乎陽，早臥晚起，必待日光，使志者若伏若匿，若有私意，若已有得，去寒就溫，無泄皮膚，使氣亟奪，此冬氣之應，養藏之道也。」依《內經》，四時之氣不同，須因時而調；八正之邪各異，要因時而避。起居、勞作、志意、調養和各種社會行為，都應按春夏秋冬不同節令的特點，做相應的安排。

再有，古代養生家早已發現，同是練功，不同的月日，不同的時辰，練的效果不一樣。於是，對何時練功效果最佳，古人做了許多研究。如馬王堆漢墓出土竹簡《養生方》：「善治氣者，使宿氣夜散，新氣朝取（聚）。」《卻穀食氣篇》：「食氣者為呴吹，則以始臥與始興。」皆主張晨起和臥前練習吐納。

又如葛洪：「夫行炁當以生炁之時，勿以死炁之時也。……一日一夜有十二時，其從半夜以至日中六時為生炁，從日中至夜半六時為死炁。死炁之時，行炁無益也。」（《抱朴子・內篇・釋滯》）

他認為從子至午六個時辰，陽長陰消，是宜於行吐納導引的時辰。從午到子的六個時辰，陰長陽消，則不宜。葛洪的這一主張對後世有一定影響，但不同的功法對練功時辰的選擇也不同。如內丹功對練功時辰的要求很嚴格，認為最佳的練功時刻為子時，依次是午時和卯酉二時。

時間養生學是人體系統科學的一個部分，是一門古老而又年輕的學問，在充分發掘和理解傳統理論的基礎上，尚有待於引進新的科學方法來加以研究。

關於象數模型

模型方法是易學認識宇宙秩序以求與天相合的重要方法。八卦六十四卦之卦爻象和數，正是為了說明和研究宇宙萬物而創製的象數模型。中國傳統思維重視形象和類比，很早就開始自覺地利用模型。至《易傳》，已有相當系統的模型理論，《繫辭下傳》說：「《易》者，象也。象也者，像也。」「象也者，像此者也。」這裡所說之「象」，即指關於客觀世界的圖像模型。

為什麼要製作模型？《繫辭上傳》說：「聖人有以見天下之動，而觀其會通，以行其典禮，繫辭焉以斷其吉凶，是故謂之爻。言天下之至賾，而不可惡也；言天下之至動，而不可亂也。」聖人看到世界運動不止，變化萬千，難以把握，發現以象和數作為認識世界的工具，人們就不會陷入迷亂而不知所措了。「爻象劫乎內，吉凶見乎外。」（《繫辭下傳》）借助對爻卦圖象的研究探察，就可以了解和預知外部世界的吉凶變化。可見爻卦圖象是一種有力的認識手段。這就說明了象數作為認識模型的本質。

《易傳》還對模型方法的一般特徵有所論述。指出，模型與被摹擬的對象相像，是構成模型的首要條件。《繫辭上傳》說：「聖人有以見天下之賾，而擬諸其形容，象其物宜，是故謂之象。」又說，「廣大配天地，變通配四時，陰陽之義配日月，易簡之善配至德。」「《易》與天地準，故能彌綸天地之道。」《易傳》作者強調模型對客觀世界有「擬」、「象」、「配」、「準」的關係，即所謂「效此者也」，「像此者也」。認為「與天地相似，故不違。」（《繫辭上傳》），就是說，六十四卦象和數正確地摹擬了天地萬物，與客觀世界有相似性，故爾透過它能夠窺到世界變化的規律。

《易傳》還指出，模型與原型相似並非等同。《繫辭下傳》說：「夫乾確然，示人易矣；夫坤隤然，示人簡矣。爻也者，效此者也；象也者，像此者也。」乾卦、坤卦，所有六十四卦，不是對世界萬物一筆不漏的原本描摹，而是一種簡括概略的模擬。正是因此，這種卦爻象才便於應用，才能發揮模型的功能。「易則易知，簡則易從。」「易簡而天下之理得矣。」（《繫辭上傳》）卦爻之象和數雖然簡單，但是它們以符號——圖象的形式，概括地表達了天下萬物的道理。

人們借助這種「象」和「數」，能夠比較容易地把握客觀世界紛紜複雜的事物和幽隱深藏的玄妙道理。因此，爻卦之象和數起了以簡馭繁，以顯示幽，以常攝變的作用。有了它們，就為人們實現與天相合提供了方便。

值得注意的是，八卦和六十四卦作為模型具有極大的廣普性和靈活性。這與卦和爻的結構有關。我們知道，經卦和別卦都由陰爻（--）陽爻（—）相疊組成。陰陽二爻十分抽象，它們只象徵陰陽之道，是為天地萬物最普遍的規律。因此三爻卦和六爻卦經過不同的變換，可以表現各種類型的陰陽關係。

借用八卦六十四卦的不同組合與整體編排，則在一定程度上幾乎可以摹擬任何一類事物。故《繫辭上傳》云：《易》「以通神明之德，以類萬物之情」。「範圍天地之化而不過，曲成萬物而不遺。」「引而申之，觸類而長之，天下之能事畢矣。」

基於以上，氣功養生學也利用易學各種卦爻圖象作為模型，來闡述人體和氣功功理。之所以這樣做，還因為易學和養生學認為，「人是一個小宇宙」。如《說卦傳》曰：「乾為首，坤為腹，震為足，巽為股，坎為耳，離為目，艮為手，兌為口。」表明人與天地相應。故八卦六十四卦在模擬天地的同時，自然也能很好地說明人體。

東漢魏伯陽所著《周易參同契》，最早利用《易經》卦象作為探討煉丹理論的模型。他把乾坤坎離四卦既看作是六十四卦的綱要，也當作是理解內丹功法的樞紐。在《周易參同契》一書中，丹法處處以易象為喻。自他開此先河，後世丹家也都循徑而行。

以小周天為例。小周天功法又稱：「取坎填離」或「坎離交媾」。其目的是使後天精氣得到溫養充實，並返還為先天精氣。為了說明這一過程，小周天功法以坎卦☵代表腎，離卦☲代表心。修煉的結果是心腎相交，使心腎所具後天精氣變為先天精氣，後天神變為先天神。這樣一個巨大的轉變則以坎卦變為坤卦☷，離卦變為乾卦☰來表示。

小周天功以後天八卦圖代表練功前的機體狀況，坎離位於後天八卦圖的子午位置。坎（腎）非純陰（中爻為陽），離（心）非純陽（中爻為陰），說明人體內含雜質，受到後天不合理之慾的傷損。

「坎離交媾」之後，此二卦之中爻相互交換，於是原子午位置上的坎離變為乾坤，後天八卦圖也隨之轉成先天八卦圖。乾坤為純陽純陰之卦，表示心腎所含陰陽已被純化，其精氣神已由後天恢復到先天。

內丹功法還借助易象來研討火候，如進陽火，退陰符。進陽火是把「藥物」用意念從尾閭升運到泥丸，退陰符則是將「藥物」用意念從泥丸降至下丹田。進陽火分為子、丑、寅、卯、辰、巳六個階段，其中卯時為沐浴。退陰符分為午、未、申、酉、戌、亥六個階段，其中酉時為沐浴。進陽火為陽長陰消，退陰符為陽消陰長。一升一降，往復循環。

魏伯陽以十二消息卦作為模型，配合一年十二月和十二律呂，來說明進陽火退陰符的全過程：「朔旦為復䷗，陽氣始通，出入無疾，立表微剛，黃鍾建子，兆乃滋彰，播施柔暖，黎蒸得常；臨䷒爐施條，開路生光，光耀漸進，日以益長，丑之大呂，結正低昂；仰以成泰䷊，剛柔並隆，陰陽交接，小往大來，輻輳於寅，進而趨時；漸列大壯䷡，俠列卯門，榆莢墮落，還歸本根，刑德相負，晝夜始分；夬䷪陰以退，陽升而前，洗濯羽翮，振索宿塵；乾䷀健盛明，廣被四鄰，陽終於巳，中而相干。姤䷫始紀序，履霜最先，井底寒泉，午為蕤賓，賓服於陰，陰為主人；遯䷠世去位，收斂其精，懷德俟時，棲遲昧冥；否䷋塞不通，萌者不生，陰伸陽屈，毀傷姓名；觀䷓其權量，察仲秋情，任畜微稚，老枯復榮，薺麥萌蘖，因冒以生；剝䷖爛肢體，消滅其形，化氣既竭，亡失至神；道窮則反，歸乎坤䷁元……無平不陂，通之自然，變易更盛，消息相因，終坤始復，如循連環。」（《周易參同契》中篇）

魏伯陽將進陽火、退陰符中的十二個階段分別與十二消息卦相配，用十二消息卦的卦象來顯示各不同階段陰陽消長的狀況。以表示之如下頁表。

從表可以看出，內丹功法一方面用十二消息卦解說「進陽火」、「退陰符」，另一方面也顯示出，其基本理法是遵循天地自然的運行規律而制定的。利用卦象和各類易圖作為研討人體和氣功理法模型，實例很多。這種作法正是天人相應、與天同序理論的體現，同時也表露了人與天合的意向，不擬一一介紹。表二引自《中國醫學百科全書·氣功學》，略作變動。

表二

階段	卦象	陰陽數	月份	律呂	消息
子	復 ䷗	一陽	十一月	黃鍾	陽氣之始（進火）
丑	臨 ䷒	二陽	十二月	大呂	陽息至二陽
寅	泰 ䷊	三陽	正月	大簇	陽息至三陽
卯	大壯 ䷡	四陽	二月	夾鍾	陽息至四陽沐浴
辰	夬 ䷪	五陽	三月	姑洗	陽息至五陽
巳	乾 ䷀	六陽	四月	仲呂	陽息到六陽純金
午	姤 ䷫	一陰	五月	蕤賓	陽盛極生陰（退火）
未	遁 ䷠	二陰	六月	林鍾	二陰漸長
申	否 ䷋	三陰	七月	夷則	三陰消乾
酉	觀 ䷓	四陰	八月	南呂	陽消成四陰沐浴
戌	剝 ䷖	五陰	九月	無射	閉物令火候畢
亥	坤 ䷁	六陰	十月	應鍾	功夫大定

第七章　先秦兩漢的養生思想與易學

老子「營魄抱一」「專氣致柔」的養生觀

老子，戰國時代人，著有《道德經》，此書不僅被後來興起的道教視為其主要經典，也被後人視為氣功養生的經典。按後人解釋，其中許多段落，直接涉及到氣功養生的問題。如第五章的「天地之間，猶橐籥乎？虛而不屈，動而愈出。」（天地之間，豈不像個大風箱嗎？空虛但不會窮竭，發動起來而生生不息。）第十章的「載營魄抱一，能無離乎？專氣致柔，能如嬰兒乎？」（精神和形體合一，能不分離嗎？積聚真氣以致柔順，能像嬰兒的狀態嗎？」）還有第四十二章的「萬物負陰而抱陽，沖氣以和」（萬物背負陰而懷抱陽，陰陽兩氣又總是相互作用和交合而不斷生成新的和諧體）等等。

老子的養生之道，與《周易》的陰陽觀，有著互相印證的聯繫。宋代學者邵雍說：「老子知《易》之體？」（《觀物外篇》）就是說，老子是洞察《易》的根本，深知《易》的深層道理的。關於這一點，我們可以找到很多證據，例如，老子的「萬物負陰而抱陽」，以及「道生一，一生二，二生三，三生萬物」的論述，與《繫辭上傳》中的「一陰一陽之謂道」以及「生生之謂易」，可以說是一脈相通。

老子與《周易》的相通，意味著「道」與「易」的相通。眾所周知，道和易都暗含著生的道理。然而究竟怎樣才是生？《周易》和《道德經》都用二元運行的道理對之作出解釋。例如，易講日月，道講陰陽。老子告訴我們，道要長久，正如易之運行，首先需要處理好有無（有為與無為）、虛實、貴賤、陰陽、動靜、剛柔、男女、水火等二元關係，讓這些本是對立的二元有機會相交，即所謂「有無相生，難易相成」等。

很顯然，這與《易》的「一陰一陽之謂道」、「天地交而萬物通」、「天地氤氳而萬物化醇」、「天地不交而萬物不興」等一脈相承。人如何能像天地陰陽那樣，經常保持這種交感狀態，以達到長生？老子主張，要得到這種機會，必須摸清和遵循道的「反者道之動」的規律，以一種逆向思維精神，經常有意識地把陰、靜、水等置於上方，把陽、動、火等放在下方。即「生而不有，為而不恃，長而不宰」、「致虛」、「守靜」、「知其雄，守其雌」、「知其白，守其黑」、「知其榮，守其辱」、「貴以賤為本，高以下為基」、「躁勝寒，靜勝熱，清靜為天下正」、「堅強處下，柔弱處上」……。

這一系列為後代氣功養生之座右銘的思想，在《易》中也早有體現，如《易》的「泰」卦，是坤在上，乾在下。翻譯成老子的話說，就是「柔弱者居上，堅強者處下」。只有做到這一步驟，才可能有安泰。進一步說，泰意味著和平，唯有和平能保證生命的繁茂。但泰產生的前提是「交合」或「交泰」，而只有坤在上，乾在下時，這種機會才會到來。

《周易廓》說：「天位在上，地位在下，其體絕也，泰則下者上而上者下，體絕而氣通，故曰交，天道人事不交則閉塞，交則吉亨矣。」《周易尚氏學》說：「陽性上升，陰性下降，乃陰在上，陽在下，故其氣相接相交而為泰。泰，通也。陽大陰小，爻在外曰往，在內曰來，故曰小往大來……陽上升，陰下降，故氣交。坤為萬物，為心志，交則萬物氣通，心志和合，故曰同。」

在《周易》中，與「泰」相反的狀態是「否」。否的卦象是坤下乾上，說明天地陰陽之間阻塞不通，聯繫中斷。處於這種情況，人成為「非人」，一是指人失去原來蓬勃的朝氣，進入死地；二是指人的道德淪落。

按《彖傳》的解釋，這種人「內陰而外陽，內柔而外剛，內小人而外君子」。而於天下事，則表示上面說的那種小人當道，大人失勢，即「大往小來」，最終導致「其亡其亡」的局面。很明顯，這種思想在老子《道德經》中隨處可見。例如，「兵強則滅，木強則折」，「堅強者死之徒」，「物壯則老，是為不道」等。這與《周易》的思想也是一致的。

老子從「反者道之動」的角度對《周易》原理的發揮，對後世氣功的發展作出不可磨滅的貢獻。例如，《道德經》描寫說，修道的有三種人，即上士、中士、下士，而其上下高低的區別就在於信的程度。堅信道的原理，勇於實踐，堅持不懈地煉下去，為上士；半信半疑者為中士；不信者為下士。

再如，《道德經》說，修道的原則是「知識要日減」，其「道行才日增」，說明氣與常規理性或常識是矛盾的。後者往往堅持一種所謂「正理」，前者卻遵循的一種反理或是對種種所謂正理的懷疑，在反向運動和思維中達到與道同步。舉例說，作一般學問要「讀萬卷書，行萬里路」，而修煉氣功卻要像老子所說的那樣，「塞其兌，閉其門，終身不勤」，也就是說，煉氣功最首要的是內守，而不外求，能作到這一點，就可以真氣充足，身體健康，終生無病。

相反，如果「開其兌，濟其事」，就會「終身不救」，永遠得不到真氣。老子描寫的這種得道狀態，與後人得到的種種氣功態基本吻合。老子的「致虛極，守靜篤，萬物並作，吾以觀復」，可理解為在一種虛靜的氣功狀態中，人清楚地感受陰陽兩種力量在自己身上和外界宇宙之間反反覆覆進行的相互交合作用。所謂「谷神不死，是謂玄牝。玄牝之門，是謂天地根。綿綿若存，用之不勤」，這裡的陰陽交合生成的谷神，其實就是後來人所稱的真氣，真氣是對抗死亡的東西，所以才說「谷神不死」。為什麼不死？因為它本身就像是雌性動物的生殖器，是生命之門戶，天地之根源，綿綿無盡，用之而不竭。

真氣究竟是什麼樣子？老子下面的描述可以說十分恰切：「惚兮恍乎，其中有象；恍兮惚兮，其中有物。」這是講道的意象的，但與後人煉功達到氣功狀態中看到的景致相一致。

總之，後世煉功者涉及的許多重要原理和方法，差不多都可以在老子《道德經》中找到出處和痕跡。這就是為什麼老子被推為道教和氣功始祖的原因。

莊子形神兼顧「抱神以靜」的養生論

莊子，戰國時代人，其生卒年月雖然不詳，但肯定是晚於老子，所著《莊子》一書，主導思想都來源於老子，所以，後世把老子和莊子通稱為「老莊學派」。關於氣功和養生之理，《莊子》一書曾給後人以許多啟迪，其中《養生主》和《達生》二篇中對心意的論述，與後來氣功修煉中對意念作用的強調，幾乎如出一轍。

《達生》篇一開始就提出這樣一個問題：按照世俗之人的認識，保養生命要以養形體為主，然而事實並非如此，很多人形體未離散，生命卻亡失了。可見僅保養形體並不足以保住生命，這究竟是為什麼呢？

作者指出，「生命」來自天與地的相合，其亡失則因為天與地的離散。這裡顯然包含著陰陽相生的易理。生命既然來自天與地的相合，其本身也就同天地的合成物一樣，包含著形體和精神二元。養生者如果只注重形體而漏掉了精神，就等於漏掉了另一半。只有「形全精復」，與天地自然達到一致，才會有旺盛的生命。作者由此而告誡世人，一定要做到形精雙不虧，「形精不虧，是謂能移，精而又精，反以相天。」其意是說，只有兼顧形體和精神兩個方面，生命才能象涓涓流水，常新不老。然而世俗之人，又往往重視形體而輕視精神，所以養生的人一定要反其道而行之，把精神養得旺盛更旺盛，這樣以來，人的生命就能像保持陰陽平衡的天地自然一樣，永恆持久。

但如何才能保全精神，不為形體所累？作者的回答十分乾脆，那就是：「欲免為形者，莫如棄世。棄世則無累，無累則正平，正平則與彼更生，更生則幾矣！」也就是說，要想不為形體所累，就必須捨棄俗世，作到無為而無不為，這樣就再無拖累，從而達到身心和諧，身心和諧就意味著同自然一樣，永遠是陰陽調和；陰陽調和才能不斷循環更新，最後接近道的境界。

作者繼而解答了，為什麼同樣是人，同樣具有人的形體，有的人具有特異功能，成為超人，而有的人就做不到的問題。作者稱那些具有特異功能的人為「至人」，「至人潛行不窒，蹈火不熱，行乎萬物之上而不栗」。作者指出，這些特異功能不是來自知識、技巧、果斷和勇敢，而是來自一種「純真之氣」。這種「純真之氣」，是怎樣得到的呢？為什麼有的人能保有這種純真之氣，有的人就不能呢？

作者指出，純真之氣來自人的天性完備，完備的天性既包括看得見的和摸得著的部分，也包括看不見摸不著的部分（「物之造乎不形」）。這也是天地自然的本性，人如果既重視體形，又保養精神，就等於是與自然通過陰陽造物的秘密相通（「通乎物之所造」），就是天性完備，天性完備的人外有健康的完美的形體，內有與飽滿的精神相伴的流暢通達的真氣。這樣的人水火也不能傷害他。

可見，莊子發出的「天地與我並生，萬物與我為一」的豪言，其思想深處，無非是要人「通乎物之所造」，回到萬物生成的本原。而要作到這一點，對常人來說，最主要的是涵養精神，把容易被忽視的精神部分補足。做一個真人，而不是假人。而要想成為真人，就要把常人信以為真，實則是假的東西通通拋棄，給常人之所作為加上一種反向力量，其具體做法就是「內向」、「坐忘」、「心齋」、「調息」等。

《莊子》中有好幾個段落對此都有所記載，例如：

一、「廣成子南首而臥，黃帝順下風膝而進，再拜稽首而問曰：『吾聞子達於至道，敢問治身奈何而可以長久？』廣成子蹶然而起，曰：『善哉問乎！來，吾語汝至道。至道之精，窈窈冥冥；至道之極，昏昏默默。無視無聽，抱神以靜，形將自正。必靜必清，無勞汝形，無搖汝精，乃可以長生。目無所視，耳無所聞，心無所知，汝神將守形，形乃長生。慎汝內，閉汝外，多知為敗。我為汝遂於大明之上矣，至彼至陽之原也；為汝入窈冥之門矣，至彼至陰之原也。天地有官，陰陽有藏，慎守汝身，物將自壯。我守其一，以處其和，故我修身千二百歲矣，吾形未嘗衰。』」（《莊子・在宥》）很顯然，《莊子》中這段是專講養生的，與易理息息相通。如文中所說，養生之關鍵在於讓精神永遠守護著形體，使二者相依相伴，形影不離。只有如此，形體才能持久。而身體與精神的這種互依狀態，非常符合「陰陽互生」的原則。如廣成子所說，通過二者互依，身體可以達到「大明」的至陽之境，精神可以達到無限幽遠的至陰之原，至陽至陰合併，就達到至道的和諧，與道一體，自然可以長生。

二、何謂「坐忘」？顏回回答的大意是：「遺忘了自己的形體，拋開了自己的聰明，離棄了本體，忘掉了智識，和大道融通為一，這就是坐忘。」（《大宗師》）可見，所謂「坐忘」，並不是被動地坐在那裡，昏昏然忘掉一切，而是用意念控制自己的意識活動，不把精力用到耗散精神的方向，使之自然地與大道相通。

三、南郭子綦靠著桌子端坐著，仰頭向天，緩緩地呼吸，似乎不知有形體的存在。顏成子游侍立在跟前，問說：「究竟是怎麼一回事呀？形體安定固然可以使它像乾枯的木頭，心思停頓固然可以使它像熄滅的灰燼嗎？你今天憑桌而坐的神情和從前憑桌而坐的神情真是大不一樣了！」子綦回答說：「偃，你問得好！今天我徹底忘卻了自我，你知道嗎？」（《齊物論》）從行文中看，這個「自我」顯然包括了形體以及我的追求功利的種種思緒，莊子認為，只有將這種「自我」暫時凍結，精、氣、神才能得到健康地養護。莊子描寫的子綦的動作風貌，很像是後人練氣功的神態。

四、顏回問：「請問什麼是心齋？」孔子回答的大意是：「你心志專一，不用耳朵聽而用心聽，不用心聽而用氣去感應。耳的作用止於聆聽外物，心的作用止於感應現象。氣就不同了，它空明虛無，所以最能接納外物，大道只存在於虛的地方，而虛的地方，就是心齋啊！」（《人間世》）這段話也經常被後人作為氣功態的寫照。所謂「心齋」，就是排除雜念。讓耳目感官向內通達，將心境變得空明通徹，這樣才能得氣和有道。

《黃帝內經》的中醫養生學說

《黃帝內經》是我國古代的一部偉大醫學著作，大約成書於秦漢時期。據專家分析考證，此書不是出自一人手筆，可能是由同一個哲學和醫學學派中的多人在一個相當長時期內集體完成。此書寫作形式獨特，以黃帝與其臣子歧伯、伯高、少師等人之間的問答形式出現。多數人認為，書中出現的黃帝，很可能是一種假托，作者將此書以黃帝命名，亦有其良苦用心。

概言之，其主要原因有二，一是作者想利用當時人對黃帝的崇拜的心理，使此書更具權威性；二是此書寫作時主要運用了陰陽家和道家的理論，而後者又尊崇黃帝為始祖。所以稱之為《黃帝內經》，似理所當然之事。

《內經》分《素問》和《靈樞》兩大部分，每部分各八十一節，堪稱姊妹篇，書名也各有隱秘的含義。

以《素問》而言，「問」，指黃帝向歧伯發問，這從書中的問答形式中可以看出，而「素」，則有多層含義，據北宋高保衡和林億等人的解釋，「素」指性情之源，五行之本，顯然指此書所問與天地宇宙的形成和人的根本生存問題有關。他們在解釋中還引用了《易緯·乾鑿度》的觀點，認為從無形生出有形，可分為太易、太初、太始、太素四個階段，太易時，未見氣，太初時，初見氣，太始時，才見形，太素時，才見質。而只有有了形和質時，才有疾病發生。因此所謂「素問」，就是就生命形體中的疾病發問。

至於《靈樞》，本是專講針灸之理。根據這兩個詞的詞義，「靈」可能專指人體內「真靈之氣」，「樞」可能指對靈氣流動的控制和控制時的關鍵樞紐。

《黃帝內經》雖然托言於黃帝，以陰陽家和道家的思想貫穿於全書，但它與《周易》思想的千絲萬縷的聯繫卻處處可見，概括起來，主要有兩點：

一、預防觀念

眾所周知，古人之所以創造一部《易經》，本意就是要通過觀察卦象，達到預防災害禍福的目的。即所謂「極其數以定天下之象，著其象以定天下之吉凶……順性命之理，盡變化之道」（《周易序》）這就是說，卦爻是古人用來測定自己命運、預見未來吉凶的。古人「仰則觀象於天，俯則觀法於地……近取諸身，遠取諸物，於是始作八卦」，目的就是防止災害的發生，在災難到來之前做好充分準備。

《內經》作者繼承了《周易》的這一思想，全書一開始，就特別強調了以防為主的治療方向。在《內經》看來，一個醫生，在病人病入膏肓時再去為之治病，並不是好醫生。第一流的醫生首先想到的不是去治療人們已經得到的病，而是想到給人們治心，而治心與防治是同一個意思，因為在它看來，恢復病人的正氣是本，技術和藥物是標。治病雖然要求適當的療法，但治療作用的發揮還取決於本。那些不能治療的疾病，或者由嗜慾引起，或者由於過多憂患而得。所以，它們雖說是剛剛發作，實際上存在已久了。等到發現時，已經成為不能治療的逆症。當然，即使某些病是因為外邪侵入而引起，但外邪之所以會侵入，是因為身體早已虛弱，因此這樣的病同樣是逆症。

因而它說道：「是故聖人不治已病治未病，不治已亂治未亂，此之謂也。夫病已成而後藥之，亂已成而後平之，譬猶渴而穿井，鬥而鑄錐，不亦晚乎？」

二、陰陽觀念

陰陽觀念既是《周易》的理論核心，又是《內經》的理論核心。

《莊子・天下篇》說「易以道陰陽」，可見，陰陽學說乃是《周易》解釋天地的根本。當然，在《周易》中，陰陽主要是以陰爻和陽爻的符號形式出現的，在後人所作的《易傳》中，方大量地和正式使用陰陽這個概念。

概括起來，《易經》和《易傳》在以陰陽概念來理解和解釋天下萬物時，最主要強調了以下四個方面：

第一，宇宙本身以及宇宙萬事萬物都分為陰和陽兩個對立面，或者說都是陰陽兩個方面的對立統一體。所謂「一陰一陽之謂道」，即指此。

第二，宇宙萬物處於不斷生成和變化中，而其一切變化和運動，都來源於陰陽之間的相互作用。如果說「易」即指變化，變化就離不開乾坤陰陽的作用，所謂「乾坤成列而易立乎其中矣。乾坤毀，則無以見易」（《繫辭傳》），所謂「剛柔相推而生變化」，所謂「天地氤氳，萬物化醇，男女構精，萬物化生」，即指此。

第三，宇宙萬物的健康和狀態，是陰中有陽，陽中有陰的陰陽滲透和平衡對待狀態，而它們的病態或非正常態來源於陰陽間的分離和失衡。這一點，從《周易》中乾坤、坎離、震巽、艮兌等八卦的對稱、對應、平衡消長和均衡排列的結構和次序中可一目了然。這種理想狀態在《繫辭傳》中被稱為「陰陽合德，剛柔有體」，亦即《說卦傳》的「水火相逮，雷風不相悖，山澤通氣」，以及《彖傳》的「保合大和，乃利貞」。

第四，宇宙萬物中陰陽之間的平衡和失衡狀態是可以通過人為的力量來掌握和調整的，所謂「觀變於陰陽而立卦，發揮於剛柔而生爻」，即指此。這也許是古人作《周易》的本來意圖。顯而易見，如果不能通過觀察卦爻的變化來預言和人為的控制與調整，《周易》就失去了其存在的價值和意義。

《內經》繼承《周易》，把陰陽理論作為醫學的靈魂和根本，看成診病治病的指路明燈。「何謂日醒？曰：明於陰陽，如惑之解，如醉之醒。」（《靈樞・病傳》）意思是說，只要弄懂陰陽之道，所有迷惑都可以得到解除，其情其景，就像是黑暗中見到陽光，大醉之人得到蘇醒。

有鑒於此，《內經》不僅處處運用陰陽平衡與非平衡理論解釋人體健康和疾病現象，而且設立專門章節，論述陰陽相互作用的道理。對於《周易》陰陽觀的上述四個方面，《內經》不僅有繼承和發展，且靈活地運用到對人體結構、人體各部分的關係，人與自然環境的關係的辯證和分析中，更為珍貴的是，還將它運用到對疾病的診斷和治療中。

對於第一個方面，《內經》也同《周易》一樣，把陰陽作為觀察天地萬物的根本和總綱，認為只有抓住這個綱，才能綱舉目張。所以它說：「陰陽者，天地之道，萬物之綱紀，變化之父母，生殺之根本。」（《素問・陰陽應象》）

其次，《內經》還認為陰陽本身的劃分也是相對的和隨著情況的變化而不斷變化的。「且夫陰陽者，有名而無形」（《靈樞・陰陽系日月篇》），意思是說，陰陽本身並不固定，更不代表固定事物。「陰陽者，數之可十，推之可百，數之可百，推之可千，不可勝數，然其要一也。」（《素問・陰陽離合》）。因此，陰陽代表的東西不僅可以延伸至內外、冷熱、虛實、明暗、伸縮、張合、急慢、動靜、表裡、水火等各種對立，而且可以隨情況的變化而隨時變化自己的陰陽屬性。也就是說，可以是「去者為陰，至者為陽，靜者為陰，動者為陽，遲者為陰，速者為陽」（《素問・陰陽別論》），也可以是「陰靜陽燥，陽生陰長，陽殺陰藏，陽化氣，陰成形」（《素問・陰陽應象》）。

另外，即使在陰陽比較確定的情況下，也有急緩輕重等程度的區別，不能一概而論，例如「陰中有陰，陽中有陽。平旦至日中，天之陽，陽中之陽也；日中至黃昏，天之陽，陽中之陰也；合夜至雞鳴，天之陰，陰中之陰也；雞鳴至平旦，天之陰，陰中之陽也。」（《素問・金匱真言論》）《素問》還將這一原理用到對人體的分析中，例如五臟，相對於六腑，應屬陰，而五臟本身又可以分為陰陽，即橫膈之上的心、肺屬陽，橫膈之下的肝、脾、腎屬陰。如此等等。

對於第二個方面，《內經》也追隨《周易》，通過陰陽之間的相互作用，解釋宇宙的一切變化，甚至將這種相互作用，作為一切發展變化的動力。「動靜相召，上下相臨，陰陽相錯，而變化由生也。」（《素問・天元紀》）「故高下相召，升降相因，而變化作矣。」（《素問・六微旨》）更可貴的是，它還將這種道理運用到對生命的解釋中，「出入廢，則神機化滅；升降息，則氣立孤危。故非出入，則無以生、長、壯、老、已，非升降，則無以生、長、化、收、藏。」（《素問・六微旨大論》）

此外，《內經》在解釋陰陽變化時，特別注意物極必反的道理，「四時之變，寒暑之勝，重陰必陽，重陽必陰，故陰主寒，陽主熱，故寒甚則熱，熱甚則寒，故曰寒生熱，熱生寒，此陰陽之變也。」（《靈樞・論疾診尺》）

對於第三方面，《內經》也同《周易》一樣，把陰陽平衡作為身體的最理想和最健康狀態：「陰陽勻平，以充其形，九候若一，命曰平人。」（《素問・調經》）「平人」即那些精神和身體均達到陰陽平衡和協調，從而處於平和狀態的人，這種人氣機旺盛，很少得病。相反，陰陽不調，人就要生病，正如《素問・生氣通天論》說：「陰不勝其陽，則脈流薄疾，並乃狂；陽不勝其陰，則五藏氣爭，九竅不通。」意思是說，當體內陽的力量大於陰的力量時，血流就會急迫，脈跳就會加快，人在精神上顯得狂妄急躁。相反，如果陰的力量大於陽的力量，就會五臟不和，九竅不通。

對於第四方面，如果出現陰陽不調的情況，究竟該怎樣治療呢？《內經》認為，儘管疾病有種種不同的表現，治療方法千變萬化，但萬變不離其宗。那就是，設法使處於不平衡的陰陽調整過來，使之達到平衡。

《素問・至真要》說：「謹察陰陽所在而調之，以平為期。」這句話究竟怎樣理解？根據《周易》和《內經》，任何平衡，都是一種在動態中達到的平衡；而健康人體內各部分的動態，又無不遵循「反者道之動」的原則進行。《周易》提出的「損益盈虛，與時偕行」（《損卦》），「無往不復」（《泰卦》），老子提出的「天之道，其猶張弓與？高者抑之，下者舉之，有餘者損之，不足者補之」，都是指宇宙的一種自行調節能力。這種調節是按照物極必反的規律進行的。

《內經》的一個巨大功績，是將這個重要原則靈活地運用到人體的治病防病中。它認為，在健康的機體內，陰陽各司其職，但又相互牽制和相互調整，當陽氣受到傷害而減弱時，陰精不會無動於衷，而會「起亟」，化為陽氣，以補充減損的陽氣；同理，當陰精受到損害時，陽氣會奮起「衛固」。但是，當陰陽中的某一方過於旺盛和強大，另一方過於弱小時，即使是陰精的「起亟」和陽氣的「衛固」也不會起作用，此時身體才處於病態。因此，不管是陰盛陽衰，還是陽盛陰衰，都是不允許的，都是治療時候首先應該考慮的。有鑒於此，《內經》的診斷和治療均運用了易和道家的「顛倒原理」。

《素問‧陰陽應象大論篇第五》）這樣說：「故善用針者，從陰引陽，從陽引陰，以右治左，以左治右，以我知彼，以表知裡，以觀過與不及之理，見微得過，用之不殆，善診者，察色按脈，先別陰陽，審清濁而知部分；視喘息、聽聲音而知所苦；觀要衡規矩而知病所主；按尺寸、觀浮沉滑澀而知病所生。以治無過，以診則不失矣。」

《內經》治療中所使用的藥物同樣遵循這一原則，例如，其中草藥均具有五味，即辛、酸、甜、苦、鹹，與五行中的金、木、水、火、土相對應。當身體中與五行對應的陰陽要素發生故障而出現「太過」或「不及」的情況時，這些具有不同味道的草藥便可通過一定的加減組合，為身體輸入一種反作用力，對所出現的「太過」或「不及」起到驅除、擊退、加強、集結、軟化的作用。

《素問·至真大要論第十四篇》說得好：「寒者熱之，熱者寒之，微者逆之，甚者從之，堅者削之，客者除之，勞者溫之，結者散之，留者從之，燥者濡之，急者緩之，散者收之，損者溫之，逸者行之，警者平之，上之下之，摩之浴之，薄之劫之，開之發之，適事為故。」

當然，在具體的診斷治療中，許多症狀是虛假騙人的，具體說來，身體有時是「熱之而寒」，有時是「寒之而熱」。但一個良醫之所以優良，就在於善於從正面看到反面，從反面看到正面，區別情況，辨證施治，做到萬變不離「逆者正治，從者反治」的原則。

針灸治療原則與中藥治療同，針刺的目的也是經過逆順往來而使身體陰陽相合。《靈樞》這樣說：「余欲勿使被毒藥，無用砭石，欲以微針通其經脈，調其血氣，營其逆順出入之會。」即是說，不用藥物，用細微的針刺入肌膚，也能疏通經脈，調和氣血，對經脈得到逆順往來的平和作用。從《靈樞》可以看出，針灸建基於對全身經絡的認識。

根據《靈樞》，人全身有十二經脈，它們大部分雙雙成對，對稱排列於身體左右兩側，六條屬陽，六條屬陰。它們大部分隱藏在皮膚下的肌肉中，卻貫通五臟六腑。在正常狀態下，它們像氣流一樣晝夜不停地循行周身，上下左右，手足四肢無所不到，三百六十五個穴位，是氣血游行出入地方，用銀針刺入，可把某些阻塞的地方疏通，起到瀉實補虛的作用。說到底，針灸遵循的仍然是「反者道之動」的根本原則，透過製造某種抑制過度作用力的反作用力，達到體內陰陽、虛實、表裡、寒熱等對立面之間的平衡：「凡用針者，虛則實之，滿則泄之，宛陳則除之，邪勝則虛之。」

總之一句話，針灸就是通過用針，達到損有餘而補不足，達到事半而功倍。反之，如果實症時用補法，虛症時用瀉法，就是損不足而補有餘，其效果就會適得其反，不但使疾病得不到治療，而且會加重病情。

《周易參同契》陰陽為本的丹學理論

作者魏伯陽，後漢會稽上虞人，雖然出身名門，具有超人的文才和能力，卻不願作官，獨對養生煉丹之道感興趣。所以一生「志在虛無」，「恬淡守素，惟道是從」（《通真義序》）。他所著《周易參同契》分上中下三卷，行文奧雅艱澀，且處處比喻，普通人很難讀懂，所以歷代注釋者眾，據統計已達四十多家。《周易參同契》被視為「萬古丹經王」，因為其主要內容，是運用《周易》的陰陽消長原理與爻象思想，來闡釋煉丹術。《周易參同契》的書名，本身說明了它與《周易》的密切關係。宋代理學大家朱熹，曾經這樣解釋：「參，雜也；同，通也；契，合也。謂與《周易》理通而義合也……故明周易參同契雲。」明確指出，此書是以《周易》為依據，然後會通其他經典而著成的一部丹書。

但對於「參同契」三字的含義，歷代有不同的解釋和理解。宋俞琰《參同契發揮》卷九寫道：「參，三也」，「同」的含義為「相通」。那麼「三」又是指什麼？按照後蜀彭曉等人見解，三是指金木火。金指鉛；木指丹砂木精，即我們今天說的硫化汞；火指水銀昇華。金木火相互作用配合，煉成金丹，這就是「參同契」的意思。但按近人王明先生的意見，要想真正弄懂「三」之所指，還應參照魏伯陽本文，例如《周易參同契・下篇》說：「大易性情，各如其度。黃老用究，較而可御。爐火之事，真有所據：三道由一，俱出徑路。」這段話暗示出，所謂「參同契」，即指大易，黃老，煉丹，三道相通。

他還引用宋陳顯微《周易參同契解》（卷下）中的下面一段話來說明：「大矣哉，道之為道也，生育天地，長養萬物，造化不能逃，聖人不能名，伏羲由其度而作《易》，黃老究其妙而得虛無自然之理，爐火盜其機而得燒金乾汞之方。……雖分三道，則歸一也。」

當然，不管後人對「參同契」三字的含義做出何種解釋，都無法否定《周易參同契》作者試圖以《周易》為基礎，把黃老養生術以及煉丹術統一為一體的構思，更不能否定他把《周易》的原理運用於煉丹術的事實。《周易參同契》將《周易》的原理，運用於煉丹實踐，以下幾點，頗值得注意：

一、煉丹的原理——陰陽交合

《周易參同契》被稱為「萬古丹經王」，後世之人煉丹，不管是煉內丹還是外丹，首先要參照此書。但《周易參同契》又承認，它所講的煉丹術，主要來自《周易》的易理。但作者對易理，又有自己的獨特而深入的理解。「易者，象也。懸象著明，莫大於日月，窮神以知化，陽往則陰來。」可見，《周易參同契》作者所理解的易，主要指「變易」。這種理解，正符合自然界中常見的日月相推，陽往陰來的無窮變化。

這一理解，同《說文》中「易」的形象亦相符。眾所周知，「易」字在《說文》中呈蜥蜴形，而此蟲恰好是一種善變自身形象之蟲。正如清初黃宗炎在其《周易尋門餘論》中所說，「易者取象於蟲，其色一時一變，一日十二時改換十二色，即今之析易也，亦名十二時，因其悠忽變更，借為移易改易之用。」據說，遠古之人喻示變易時，不僅借助這種十二時蟲，而且借助蟬和蛇。蟬初生時為地中的爬蟲，不久即破土而出，在爬往樹梢的途中外形大變，生出一對神奇的翅膀，自由飛翔於空中。這正是古人追求的變易。蛇脫皮而去，由老的變為新的，同樣具有更新變易之義。這些生物的變易是自然變易，人有沒有可能通過修煉而達到這種類似的變易呢？這正是《周易參同契》所要回答的。

它認為，修煉的根基是易理，而易理的根本又是日月陰陽男女之間的相互交合，「坎戊月精，離己日光，日月為易，剛柔相當」。日月是象徵陰陽、坎離、天地、剛柔、水火、雌雄、男女、夫妻等既相對又互補的兩種力量，二者相互作用，就能引起生發和變易。宋陳顯微說得好：「乾坤剛柔二者配合，相互包含，則自然陽稟與而陰受藏也。蓋陽雄則播施，陰雌則含受，孤陽不生，孤陰不育。雌雄二者相須，精氣舒布，以成造化。如人受胎，莫不以陰陽相交，為之造化。」（陳顯微《周易參同契解·中卷》）。

為加深這一道理在人們腦中的印象，作者還在《周易參同契·中篇》的末尾，引用了《詩經》的「窈窕淑女，君子好逑」的名言，然後指出：「雄不獨處，雌不孤居，……二女共室，顏色甚殊。令蘇秦通言，張儀結媒，發辨利舌，奮抒美辭，推新調諧，合為夫妻。」

二、變易的條件——鼎爐、藥物、火候

煉丹的條件是什麼？《周易參同契》開宗明義，就把煉丹所需要的爐鼎、藥物、燃料、火候等點了出來：「乾坤者，易之門戶，眾卦之父母。坎離匡郭，運轂正軸。」陳顯微指出，此處先交代乾坤二元，後講坎離二元，並不是重複，而

是其中有所奧妙。「蓋乾坤為天地，坎離為日月，天地定位不能合而為一。而交於其中，合而為一者，日月也。故乾坤為藥之體，坎離為藥之用……大藥之用，全在坎離也，是則乾坤為鼎，坎離為藥。」①

宋俞琰進一步指出，人身就好比是個小宇宙，也同大宇宙一樣，包含著乾坤坎離的要素，所以人身中就有煉丹的鼎爐藥物：「乾為天，坤為地，吾身之鼎器也；離為日，坎為月，吾身之藥物也。」朱熹亦有同樣的理解：「以人身而言，則乾陽在上，坤陰在下，而一身之陰陽變化終始，皆在其間。」總之，歷代的權威解釋者都承認，煉丹的鼎爐和藥物都在人的身體之中。

按照《周易參同契》，有了煉丹必須的鼎爐、藥物後，就要起火點燃，點燃後還要隨時掌握火候，方得丹藥煉成。那麼火和火候又指什麼呢？《周易參同契》說：「覆冒陰陽之道，猶工御者，執銜轡，準繩墨，隨軌轍，處中以制外，敷在律歷紀。」朱熹解釋說：「此言人心能統陰陽，運轂軸，以成丹也……繩墨謂火候。」這就是說，起火的關鍵在人心，掌握火候的也是人心。人的心意能調

①陳顯微：《周易參同契解·中卷》。

理身體的陰陽變化，把握心意而起火運火，就像是抓住牲口的繮繩，使馬車行駛在軌道上一樣。但人的心意必須運用適度才能使煉丹的火候適宜，就像測量時必須用繩墨才能保證準確一樣。做到這一點，就容易掌握火候。

這就是說，人心一定要根據自身「鼎爐」隨時辰而發生的熱度變化，隨時地和不斷地予以抽火和添火。

簡而言之，煉丹用火的規矩，一定要依據歷律的度數。《周易參同契》根據《周易》，把一月為三十天算作六十個晝夜，相當於六十卦，這六十卦又由乾坤坎離四正卦統率。其中乾坤（爐鼎、天地）將天地之間的空間定位，坎離就像是在其中運行的日月。日月本身雖然不主管某一氣候，卻是四時變易的根本。坎離（藥物和水火之氣）同天上日月一樣，在鼎中運轉，是有一定的變化規律的。按照「六十卦納甲法」，一月可分為六十晝夜，與六十卦對應，而一年、一月和一天，又都可分為十二節度，其陰陽消長，依次進行。

一般說來，一年內，春夏為陽息過程，具體時間是從十一月子到四月巳；秋冬為陽消過程，大約是從五月午到十月亥。一年四季陰陽消長的次序同樣適用一天和一個月。就一日來說，從早晨到傍晚相當於一年中的春夏；從傍晚到明晨相當於一年中的秋冬；就一個月來說，上半月相當於春夏，下半月相當於秋冬。所以，運火一定要依照節度的變化和依照六十四卦的順序進行，並依照寒溫升降的變化規律，決定用火多大。

按照丹書，煉丹運火一般分為文火武火兩種，顧名思義，「減炭」為文火，「加炭」為武火，全按月亮的盈虧和四時的寒溫而定。一般說來，在一年、一月、一日的陽氣上升時辰，要用文火；在陰氣上升時辰要用武火。每到月終或年終，都要停火，觀察藥物的變化，視其情況，增添藥物。如此周而復始。所以，一日之內，晝用文火，夜用武火；一月之內，上半月用文火，下半月用武火；一年之內，前半年從十一月到四月，用文火，後半年從五月到十月，用武火。

除了「六十納甲法」外，《周易參同契》還涉及到「月體納甲法」，此法主要是以月亮的盈虧，決定一月內用火的次序。它是以坎離兩卦代表日、月，其它震、兌、乾、巽、艮、坤六卦匹配月亮的盈虧過程，並納以干支，配四方。

「初三，月光開始萌生，由西方升起，此時，震卦用事，納庚。到初八，月光生出一半，即月上弦之時，此時兌卦用事，納丁。到十五日，月光盛滿，即望月，居東方，此時是乾卦用事，納甲。……到十六，月光虧缺，居西方，巽卦用事，納辛。到二十三，月光虧損一半，即月下弦之時，位南方，此時，艮卦用事，納丙。到三十，月光消失，居東方，此時，坤卦用事，納乙。……以後，從下月初三開始，月光又開始出現，震卦用事。……乾坤兩卦意味著陰陽消長之始終。」①此是說，煉丹用火的程序必須是根據月亮的盈虧變化而進行；當月初微明時，即震卦陽生，表示陰陽相交，萬物始萌，此時起火。以後，隨月亮的盈虧，調節火候，隨時增減。到三十日，坤卦用事時，息火，觀察藥物變化情況。次月月亮初明時，再次起火。此程序也能說明爐鼎中藥物加火後的變化過程。「如震卦用事時，月初微明，乃鉛汞始交之狀；十五日乾卦用事，乃鉛汞熔合之狀。三十日，坤卦用事，乃鉛汞初成丹藥，此為一轉，即一次變化。」②

三、變易的結果——結丹

用火運火的目的是煉出丹藥。那麼這種丹藥究竟是什麼？

丹藥究竟是什麼樣子？它具有什麼效力？對此，《參同契》首先用相當的篇幅，描寫了日月陰陽兩種力量在鼎爐內相互作用及其引發的千變萬化，說它極其神奇，難以預測，且不可描述：「乾剛坤柔，配合相包。陽稟陰受，雄雌相須，須以造化，精氣乃舒，坎離貫首，光耀垂敷，玄冥難測，不可圖畫。」經過反覆相互作用後，方生出金丹。其下卷首先描述第一鼎丹藥生成之象：「先白而後黃兮，赤黑達表裡。名曰第一鼎兮，食如大黍米。」對此，陳顯微解釋說，其實，要經過九鼎冶煉後，大丹方成，世稱神丹大九轉之功，乃無上至真。

「至於第一鼎之丹，亦須小九轉之功足備，當成黍米之狀。此玄珠之象也。其狀或白或黃，或青或黑或赤，初無定色，又如真珠之狀，古人謂之摩尼寶珠，常現五色。」（《周易參同契解·下卷》）

單從這些字句，我們還看不出丹的形象，也不知它是指外丹還是內丹，但可以說，它既包括了煉外丹的法則，也包括了煉內丹的法則。對此，後代人一直有不同的看法，多數闡釋者認為，《周易參同契》主要是一部描寫煉內丹的書，但也有人認為它主要講解的是煉取外丹的法則。例如，朱伯崑先生就曾這樣說：「《周易參同契》中所說的煉丹術，主要指從丹砂中提煉丹藥，即置丹砂和鉛於爐鼎中，逐漸加溫而溶解，使水銀昇華，並同鼎中藥物黃芽相結合，起化學反應，成為晶體的丹藥，此即所謂『金液還丹』」。③

這樣說當然是有一定的根據的。例如，在談到成丹的過程時，《周易參同契》這樣概括說：「龍虎相應，虎吸龍精。兩相飲食，俱相貪便。遂相銜咽，咀嚼相吞。」龍，俗稱青龍，也指丹砂中的水銀。虎，俗稱白虎，指鉛。龍虎相遇，咀嚼相吞，指水銀昇華遇鉛即起化學反應，成為丹藥。又說：「河上姹女，靈而最神，得火則飛，不見塵埃。鬼隱神匿，莫知所存。將欲制之，黃芽為根。」「姹女」一般指水銀，其特性是遇火加溫而昇華。「黃芽」，指硫磺類物質，具有制約水銀的作用，使水銀昇華後而不飛失。

在回答這種丹藥對人體健康長壽是否有好處時？《周易參同契》是這樣回答的：「巨勝尚延年，還丹可入口，金勝不敗朽，故為萬物寶。術士服食之，壽命德長久。」還說「服食三載，輕舉遠遊」。其中「服食」、「入口」等字眼，顯然是指外丹而言。

總之，《周易參同契》是一部不管對煉外丹和煉內丹都適用的經典，況且它

①朱伯瑄：《易學哲學史》，上冊，第二二七～二二八頁。
②朱伯瑄：《易學哲學史》，上冊，第二三九頁。
③朱伯瑄：《易學哲學史》，上冊，第二一五頁。

一開始就申明了它所依據的種種古老的天人合一的觀念。所以在闡述時，不管煉丹的鼎爐，還是其運用的藥物、火候等，都講求模仿天地宇宙的構造及其陰陽消長、精氣聚散的規律。所謂坎離相抱，龍虎相交，水火相通，日月結合，都是指陰陽相互配合，生出特異的功能，以延續人的生命。這一總的原理是同易學的核心原理相通的。

《太平經》精、氣、神「三合以一」的養生思想

《太平經》為道教經典，係東漢中晚期的著作。全書共十部，一百七十卷，作者不詳。據傳，初由漢於吉所得，號《太平清領書》，以後成為道教世代相傳的《太平經》。此書在傳播中散失，僅殘存五十七卷，經王明先生校對修補後，還原為一百七十卷，即現在的《太平經合校》。在歷史上，此書曾對漢代張角領導的農民起義產生直接影響。其淵源，則上承《周易》及老子，下受漢代神仙方術、圖讖的影響，內容、觀點十分龐雜，既有封建迷信和唯心主義成分，亦有當時的進步思想和樸素唯物主義觀點。其中不乏氣功養生方面的觀念和內容，概括起來，有下列幾點：

一、修煉氣功，以達「內外太平」

「神以道全，形以術延。」（《太平經合校‧佚文‧存神固氣論》）

「古者上真睹天神食炁，象之未行，乃學食炁，真神來助其為治，乃遊居真人腹中也。」（《太平經合校‧佚文‧胎息》）

「夫人本生混沌之氣，氣生精，精生神，神生明……欲壽者當守氣而合神，精不去其形，念此三合以為一，久即彬彬自見，身中形漸輕，精益明，光益精，心中大安，欣然若喜，太平氣應矣。脩休其內，反應於外。內以致壽，外以致理。非用筋力，自然而致太平矣。（《太平經合校‧佚文‧秘旨》）

「守一之法，神藥自來，」「守一之法，老而更少，髮白更黑，齒落更生。守之一月，增壽命一年。兩月，增壽二年，以次增之。」《太平經合校‧佚文‧秘旨》

二、「陰陽交感」，以生「真氣」

《太平經》繼承易學傳統，把「道」的根柄，歸結為陰陽之間的相互作用；而人之生命的根基，在於陰陽二氣不斷相互磨礪而生成的「氣」，而人的精神又是同氣相輔相成的：「陰氣陽氣更相摩礪，乃能相生。人氣亦輪身上下，神精乘之出入。神精有氣，如魚有水，氣絕神精散，水絕魚亡。」（《太平經合校・還神邪自消法》）身體因為有了旺盛的精神，所以能夠長生，正如天地有了氣而能長久一樣：「然天地之道之所以能長久者，以其守氣而不絕也。故天專以氣為吉凶也，萬物象之，無氣則終死也。」（《太平經合校・包天裹地守氣不絕訣》）

最後，它也把生之道，歸結為易理：「天下凡事，皆一陰一陽，乃能相生，乃能相養。一陽不施生，一陰並虛空，無可養也；一陰不受化，一陽無可施生統也。」（《太平經合校・闕題一》）這種觀點實際上已經是《易》「一陰一陽之謂道」觀點的大翻版。

三、重視精、氣、神之間的配合作用

《太平經》認為，人長壽的根本，在於精氣神三者相助為治。「三氣共一，為神根也。一為精，一為神，一為氣。此三者，共一位也，本天地人之氣。神者受之於天，精者受之於地，氣者受之於中和。相與共為一道。故神者乘氣而行，精者居其中也。三者相助為治。故人欲壽者，乃當受氣尊神重精也。」（《太平經合校・令人受治平法》）

但三者之中，「神」最關鍵。「神」如果「太平」（即平和無憂）和安寧，所生之「氣」就是生育之氣；「神」如果處於「憂」、「恨」狀態，「氣」就變成殺傷之氣。因此，養生之道，在於安神。所以它說「天喜太平氣出，無不生成。天恨形罰之氣出，莫不殺傷。」「人不守神，身死亡。」（《太平經合校・還神邪自消法》）安神的訣竅在於靜，在於安樂，「靜身存神，即病不加也，年壽長矣，……故人能清靜，抱精神，思慮不失，即凶邪不得入矣。其真神在內，使人常喜，欣欣然不欲貪財寶，辯訟爭，競功名，久久自能見神。」（《太平經合校・盛身卻災法》）

四、重視「反向而行」的修煉原則

《太平經》認為，天之道在於「入極而反歸」，「極上者當反下，極外者當反內；故陽極當反陰，極於下者反上；故陰極反陽，極於末者當反本」，「夫末窮者宜反本，行極者當還歸，天之道也。」（《太平經合校‧四行本末訣》）反歸的效果是造成「中和之態」。「故男者象天，故心念在女也……地者常欲上行，與天合心。故萬物生出地，即上向而不止。……中和者，主調和萬物者也。中和為赤子，子者乃因父母而生，其命屬父，其統在上，托生於母，……陰陽者，要在中和。中和氣得，萬物滋生。」（《太平經合校‧和三氣興帝王法》）「天者常下施，其氣下流也。地者常上求，其氣上合也。兩氣交於中央……兩氣者常交用事，合於中央，乃共生萬物。」（《太平經合校‧卷一二〇～一三六》）這正是易學所主張的那種「陰中有陽，陽中有陰」的理想狀態。

與之同理，修煉的原則在於「反尚而行」，而具體表現為一種「無為而為」的態度，不使欲望達到極限：「欲正大事者，當以無事正之。夫無事乃生無事，此天地常法，自然之術也……上士用之以平國，中士用之以延年，下士用之以治家。此可謂不為而成，不理而治，大道坦坦，去身不遠，內愛吾身，其治自反也。」（《太平經合校‧令人壽治平法》）

第八章　魏晉隋唐的養生理論與易學

葛洪「我命在我不在天」的長生論

《抱朴子》為晉代道教學者和煉丹家葛洪（二八三－三六三）所作。葛洪，字稚川，號抱朴子，江蘇句容縣人。葛洪生於官宦家庭，其先世為「葛仙氏」，食封葛地。其從祖葛玄，字孝先，好神仙養生之術，東吳著名道士。葛洪十三歲時，其父葛悌去世，家道中落，十六歲時，拜鄭隱為師，對金丹仙術有特殊嗜好。在鄭隱處學得一些金丹仙術，後因仕途坎坷，便隱居廣州羅浮山，潛心著作《抱朴子》。後雖多次出仕，仍念念不望修道煉丹事。晚年終於定居羅浮山，帶領子侄門徒，從事煉丹的實驗。其《抱朴子‧內篇》是他一生從事神仙養生之術的總結。

葛洪的《抱朴子》受《周易》和老莊思想的影響。他在社會交往和處世中，奉行「金以剛折，水以柔全」、「否泰有命，通塞聽天」的道家處世哲學，但在煉丹修道中卻表現出「我命在我不在天」的易學抗爭精神。他用十二年時間寫成的《抱朴子》，分內外篇，內篇集古代神仙方術之大成，多論神仙養生之大法，醫藥金丹之大道。其中有許多參雜以易理，如：

一、變易與變異（物類變化）

葛洪相信，既然天下萬物都在不斷地發生自然變化，如「氣變物類，蝦蟆為鶉，雀為蜃蛤」（《論衡·無形》），人類當然也可以根據自己的需要製造或促進與自然變化相同的變化，「變化者，乃天地之自然，何為嫌金銀之不可以異物作乎？譬諸陽燧所得之火，方諸所得之水，與常水火，豈有別哉？」「鉛性白也，而赤之為丹。丹性赤也，而白之為鉛。雲雨霜雪，皆天地之氣也，而以藥作之，而真無異也。」（《黃白》）「水精本自然之物，玉石之類」，「但外國作水精碗，實是合五種灰以作之」（《論仙》）。既然人類能根據自己的意志，製造某些與自然變化相同的變化，為什麼人類自身不能設法使自身也變一變呢？

葛洪認為，實際上，在以往的歲月裡，人類自身已經有過無數使自身發生巨大變化的例子，如「死而更生，男女易形，老彭之壽，殤子之夭」（《論仙》）等，只是「俗人殊不肯信」，就像「愚人乃不相信黃丹及胡粉，是化鉛所作，又不肯信騾是驢馬所生」（《論仙》）。葛洪認為，他們不相信，實在是因為少見而多怪。有些人甚至固執地認為，人受天地之正氣，形體和壽命都不能發生變化，認為神仙是一種同人類隔離的、完全不同的存在，人無法和神仙溝通，更不可能成仙。葛洪則堅定地認為，只要掌握變化之術，人是可以變成神仙的。

「夫變化之術，何所不為，蓋人身本見，而有隱之之法。鬼神本隱，而有見之之方。能為之者往往多焉。」（《黃白》）儘管迄今為止，人類還不能提出人變神仙的強有力證據，但葛洪所持的這種變化觀是具有合理因素的，也是與《周易》的變易思想相通的，只是《易傳》的「生生之為易」，講的是宇宙萬物的一種普遍變化，葛洪強調的是一種在經過長期積累和準備後的一種人為的突變或變異，雖然程度不同，卻都是變化。

二、變異的原理

《周易》之易，講「生」之變化，生其實是突變中的最重要的一種，「天地氤氳，萬物化醇，男女構精，萬物化生」，其中就包含著層層的突變；經過陰陽、男女、天地等對立物相互作用之後，先是發生「氣化」，生出一種無形之「氣」，由無形之氣進而變成有形之物。很顯然，由二化為一，是一種突變；由無形到有形，由氣而化為物，同樣是突變。葛洪所煉的金丹，屬於外丹。這種外丹，是用丹砂作原料，經過反覆的冶煉過程，煉製而成。正如葛洪所說：「凡草木燒毀之即燼，而丹砂燒之成水銀，積變又還成丹砂，其去草木亦遠矣。故能令人長生。」（《金丹》）

丹砂即現代化學中所說的硫化汞。據現代學者胡孚琛考證，葛洪所說的「積變又還成丹砂」，就是硫化汞在丹爐中燃燒，與氧氣反應，生成汞與二氧化碳，汞再與氧氣反應，生成氧化汞，即紅色三仙丹。這種化學變化，當然是一種突變。煉丹所涉及的突變究竟有何奧妙，現代人還難以說清，雖然胡氏的考證總體上合乎情理，但是，歷代從事煉丹者千千萬萬，大處相同，至細微處又各有訣竅，這些訣竅歷來都是嚴格保密的，煉丹者每發現有效的煉丹方法，只口傳心授，很少寫在紙上，所以很難流傳後世。

正如葛洪所說：「金簡玉札，神仙之經，至要之言又多不書，登壇歃血，乃傳口訣。」有鑒於此，今人要想徹底弄清這些丹方的最隱秘之處，尚有困難。至於金丹效果究竟如何，葛洪在《抱朴子》中是給予充分肯定的。他說：「欲求神仙，其至要在於寶精行炁，服一大藥便足，亦不多用也。然此事復有淺深，不值明師，不經辛苦，不易盡知。」（《釋滯》）

當然，外丹術後來終於衰敗，這是事實，尤其唐朝的許多皇帝，為保長生，急於求成，往往求助盲師，不得要領，導致千舉萬敗，甚至中毒身亡。這些失敗之舉，敗壞了煉丹的聲譽，阻礙了真正的外丹術的持續和流傳。然而不管怎樣，現代人終於承認，葛洪的煉丹術，在我國道教史和科學史上，留下了光輝的一頁。英國學者李約瑟在其著名的《中國科學技術史》中，對《抱朴子・內篇》給予極高的評價，把葛洪看作是中國古代最偉大的煉丹士之一。

我們對葛洪煉丹術雖然不能徹底了然，但對他的「我命在我不在天」的精神，對他的勤奮的試驗和化學方面的成就，對他的思想給後人留下的無數有益的啟示，都是應該給予肯定的。葛洪經煉丹追求快速「變異」，以使身體達到不死之體的做法，仍然值得深入研究。尤其值得注意的，是葛洪煉丹術中對自然和道的模擬，他「把煉丹的鼎爐當成了一個縮小了的宇宙，並用煉丹的化學反應來模擬整個宇宙的生成過程，使煉丹過程和天地之道相合，這樣煉出的丹本身就是一種固化了的道，服用之後自然要同天地一樣長生了。」

這種動機和想法雖然聽上去不切合實際，神乎其神，卻合乎「外部環境和人可以相互改變對方」的現代精神。馬斯洛曾經有過這樣的至理名言：「人與世界之間是一種動態的交流關係。兩者之間相互形成、相互提高和相互壓低。對這一過程我們可稱之為『相互同形』。一個更高的層次的人能理解更高層次的知識，但高雅的環境也能提高人的層次，正如低劣的環境能降低人的層次一樣，它們相互之間總是努力使對方與自己相像。」①

同樣的道理，既然自然界中的某些突變可以經過長期演化後而發生，人類為什麼不能設法模擬這一演化過程，在模擬時又為什麼不能加速，從而大大縮短這個漫長的時間進程？我們在《周易》中看到了這種人為促變的思想，在葛洪的煉丹術中同樣看到了這種思想。當然，儘管這種以「丹」模擬「道」，並用之改變人體素質的想法是健康的，但實行起來卻相當困難，而且往往因人而異。同樣是

①馬斯洛：《知者和被知者間的同形關係》，一九六六年版。

人，甲或許成功，乙就不一定成功。為什麼？馬斯洛已經告訴我們，高級的知識，需要高級的人。只有這樣才能相互「同形」。這就涉及到了這種「變異」所須的種種前提。在葛洪的《抱朴子》中我們可以找到類似的種種論述。

三、變異之保證

《抱朴子・內篇》認為，並不是人人都可以從事煉丹，所以丹師在傳授時，非常謹慎，「苟非其人，雖裂地連城，金璧滿堂，不妄示人。」

那麼，什麼樣的人不適於學習煉丹呢？

葛洪告訴我們，慾望太盛的人不能從事煉丹。神丹對這種人只有害處而無好處：「恣心盡慾，奄忽終歿之徒，慎無以神丹告之。」「然榮華勢力誘其意，素顏玉膚惑其目，清商流征亂其耳，愛利慾害攪其神，功名聲譽束其體，此皆不召而自來，不學而已成……夫有因無而生，形須神而立，有者無之宮也，形者神之宅也。譬之於堤，堤壞則水不留矣。方之於燭，燭糜則火不居矣。」（《至理》）由此，我們想到唐時有那麼多皇帝因食丹而中毒死亡事。這些人多數縱欲過度，都是到油飛燈滅的地步，才想到求助仙丹。

根據今人考證，金丹可能是一種具有微毒的東西，對於正氣不衰、形神相衛、氣血旺盛的人，它們可能是激發身體特異功能的好東西，而對於氣血衰弱的人就是巨毒之物。從此角度考慮問題，皇帝因服丹藥而死，就沒有什麼奇怪的了。因此葛洪認為，那些知識淺薄，不肯相信煉丹可以長生的人，同樣不能從事煉丹。因為這種「淺見之徒，知好生而不知有養生之道，知畏死而不信有不死之法」。至於那些「樂天、知命、不憂」的聖人達士，也不是不愁死，而是「不知免死之術，而空自焦愁無益於事」。因此，只有相信可以長生的人，才能從丹術中得到好處。

關於這種「信則靈」的觀點，今日氣功界多用信息論的觀點解釋，認為人的身體等於是一個信息接受系統，虔信等於是將自身的接受系統打開，不信等於是將這一接受系統關閉。關閉的系統當然很難接受信息和影響，任何藥物和信息對他們都不起作用。

那麼，什麼樣的人才是理想的人選呢？

葛洪認為有四個重要條件，那就是：「非積善陰德，不足以感神明。非誠心款契，不足以結師友。非功勞，不足以論大試。又，未遇明師而求道，未可得也。」（《內篇・微旨》）在上述四個條件中，葛洪尤為強調勤懇修煉，日積月累的工夫。只有德性好，心誠志堅，才會勤學苦練，有始有終。而積累才是使自己身體發生突變的前提。所以凡成功者，「莫不負笈隨師，積其功勤，蒙霜冒險，櫛風沐雨，而躬親灑掃，契闊勞藝，始見之以信行，終被試以危困，性篤行貞，心無怨貳，乃得升堂以入於室。」

但是，意志如此頑強的人畢竟是少數，「萬夫之中，有一人為多矣。故為者如牛毛，獲者如麟角也」（《極言》）。所以葛洪正確地指出，「非長生難也，聞道難也；非聞道難也，行之難也；非行之難也，終之難也。良匠能與人規矩，不能使人必巧也。明師能授人方書，不能使人必為也。」（《極言》）

四、煉丹與氣功養生相輔相成

在《抱朴子》中，煉丹術與氣功養生不是分離的，而是相輔相成、互為加強的。葛洪所涉及的氣功養生之術，名目繁多，如辟穀、食氣、胎息、導引、行氣、守一、房中等等。但總體上說，卻是吸收了《易》的中和觀，並以此為指導的。根據這種中和觀，養生至要，在於保養氣血，如果氣血虧損，即使是「吐故納新」和「藥補」，也無濟於事。保養氣血的唯一途徑，是保持「不傷不損」，「傷損」多因行為、思想、情緒等過激引起，如喜樂過甚，沉醉嘔吐，過飽過饑，歡呼哭泣，陰陽不交等。「不傷不損」則表現為一切思慮和行動持有中和之態。如「唾不及遠，行不疾步，耳不頻聽，目不久視，坐不至久，臥不及疲，先寒而衣，先熱而解」等。

至於導引、吐納、行氣等養生之術，其總的旨歸，也是為保障體內陰陽的平衡與中和之態。「是以善攝生者，臥起有四時之早晚，興居有至和之常制；調利筋骨，有偃養之方；杜疾閑邪，有吞吐之術；流行榮衛，有補瀉之法；節宣勞逸，有興奪之要。……長生之理，盡於此矣。」（《道意》）

綜上所述，葛洪《抱朴子》在我國哲學和科學史上具有重要地位。它上承《周易》和老莊的道家哲學，下啟後世道教養生中持續不斷的氣功和煉丹試驗；一方面把古代高深抽象的哲理在看得見的丹藥和養生活動中體現出來，另一方面又通過頑強的探索和試驗，將古代哲學加以豐富和擴展。

特別有意義的是，它還提出了種種尚待解決的人體科學難題，不斷啟發後人去思考和試驗。因此，《抱朴子》既是我國思想史上的一塊哲學豐碑，又是我國科學史上的一塊基石，因而是一件頗值得珍惜的寶貴遺產，有待今天的有識之士去開發和利用。

《黃庭經》的存想養生法

《黃庭經》是魏晉時期的一部專論修道養生的書。王明先生根據《太平廣記・魏夫人傳》中的記載，推斷此書為魏夫人所作：「案黃庭思想，魏晉之際，已漸流行，修道之士，或有秘藏七言韻語之黃庭草篇，夫人得之，詳加研審，撰為定本，並予注述；或有道士口授，夫人記錄，詳加詮次。綜覽黃庭思想之發展，殆非魏夫人始創此經也。」①

《黃庭經》分內外景經兩部分，成於不同的年代。根據各家的解釋，「黃庭」，具有「中心」之意思。黃色乃中正之色，或為土之色，在人身上則代表中心器官脾的顏色，泛指五臟六腑等；「庭」指宇宙四方之中心，泛指日月星辰等。此經書以七言韻語寫成，非常便於誦讀。

①王明：《道家和道教思想研究》，第三二二頁。

據《黃庭經》自述，反覆誦之，就能消災去病，駐景延年。梁丘子為之寫的序中則說，誦經一遍，即神靜意平，百病皆除；誦之萬遍，目見五臟六腑，及天下鬼神。這或許就是今日氣功中所講的透視作用。

如果去除其神秘色彩和巫術迷信成分，《黃庭經》不失為一部將易學和道家的陰陽五行哲理、道教的養生和中國古代醫學研究三者結合為一體的寶貴經典。其中對人身臟腑器官之分布、作用的描述，與現代醫學接近；而對五臟六腑的陰陽性能及相互扶助以保精氣暢通之原理的解釋，充滿了《周易》的辯證精神。

《黃庭經》對人體五臟心、肝、肺、脾、腎以及六腑中的膽均奉為神，其中每個神都被賦於名、號，這些名號本身又隱含著對它們各自之獨特神態面貌的描寫：「心神丹元字守靈，肺神皓華字虛成，肝神龍煙字含明，翳鬱道延主濁清，腎神玄明字育嬰，脾神常在字魂停，膽神龍曜字威明，六腑五臟神體精。」（《黃庭內景經．心神章》）

它從五臟又擴大到頭發、腦、眼、耳、舌、齒等二十四處重要人體器官或部分，總稱為八景二十四真。這些神也都有自己的姓名、字號和面貌。如面部七神：「髮神蒼華字太元，腦神精根字泥丸，眼神明上字英玄，鼻神玉壟字靈堅，耳神空閑字幽田，舌神通命字正倫，齒神峨鋒字羅千。」與八景二十四真息息相關的，是黃庭三宮和三丹田，它們是整個身體的樞紐。

例如，腦為上丹田，其中心部位為上黃庭宮或泥丸宮，是精髓聚集之處。心為中丹田，中心部位為中黃庭宮或絳宮，它在各內臟器官中，具有君主地位。臍下三寸氣海部位是下丹田，亦名精門，是固守精氣之處，人命之根本。脾為下黃庭宮，它容納五谷，為太倉之宮。

《黃庭經》認為，存思五臟等八景二十四處，就可以通靈達神，使這些神各守其位，保證它們的健康，從而達到癒病長生的效果。而其中尤為關鍵的是存思黃庭，煉養丹田，因為通過存想它們，就可以積精累氣，煉髓凝真，直接達到長生不死的境界。所謂存想，就是充分調動自己的意念，以一種敬畏的態度，去觀想與上述各部位對應的諸神的神態面貌，而這正是中國現代氣功和養生所遵循的重要原理之一。

值得指出的是，《黃庭經》在論述上述各個重要器官和部位時，處處可以見出《易》的陰陽觀痕跡。例如，在談到「心」時，它是這樣描述的：「心部之宮蓮含華，下有童子丹元家，主適寒熱榮衛合，丹錦衣裳披玉羅，金鈴朱帶坐婆娑，調血理命身不枯，外應口舌吐五華。」此處明顯突出了心的作用在於調和的觀點，一是調整身體的寒熱，二是調整榮衛，使它們之間不斷達到平衡和諧。寒熱、榮衛顯然同陰陽一樣，屬於既對立又統一的對子。雖然是對立面，卻不能一方壓倒另一方，如果一盛一衰，身體就要出種種毛病。雙方必須精誠合作，相互呼應和補充，才能健康長壽。

實際上，這同「一陰一陽之謂道」的「易」理是一樣的。在身體中擔任這一關鍵任務的，不是別的，正是心。正因為此，《黃庭經・心典章》才說：「心典一體五藏王」。對「心」的重要地位的肯定，正是對《周易》之核心，即陰陽之互補共存關係的肯定。

《黃庭經》對陰陽互補關係的肯定還表現在它對下黃庭宮脾的描述上：「脾部之宮屬戊巳，中有明童黃裳裡。消穀散氣攝牙齒，是謂太倉兩明童。坐在金臺城九重，方圓一寸命門中。主調百穀五味香，辟卻虛羸無病傷。」（《黃庭內景經・脾部章第十三》）又說：「脾神還歸是胃家，耽養靈根不得枯，閉塞命門保玉都，萬神方胙壽有餘，是謂脾健在中宮，五臟六腑神明主。上合天門入明堂，守雌存雄頂三光，外方內圓神在中，通利血脈無藏豐，骨青筋赤髓如霜，脾救七竅去不祥，日月列布設陰陽。」其中「守雌存雄」、「外方內圓」以及「日月」、「陰陽」等，均具有《易》的明顯痕跡。

《黃庭經》談氣功修煉，涉及兩個重要方面，一是採氣，二是煉製。採氣必須採集陰陽兩種氣，以強化身體中原有的陰陽兩種基本力量，使之達到平衡和諧。採氣之外，還提到辟谷。然後是修煉功夫。其具體方式是通過胎息，讓自身和採來的陰陽二氣在體中交合，以達到煉精化氣，煉氣化神，煉神還虛的效果。這就是：「閉塞三關握固停。」（《脾長章》第十五）「方寸之中念深藏，不方不圓閉牖窗，三神還精老方壯。」（《止睹章》第十六）很明顯，這裡講的是修煉內丹。其重要步驟有二，一是「閉塞三關」，不使精液外流；二是使意念向內部高度集中，冥想於方寸之間，即精與胎之所在地下丹田，此時其意念就會自動地將精或胎化為氣，待氣飽滿後，又繼續將之轉化為神。

「結精育胞化生身，留胎止精可長生，三氣右迴九道明，正一含華乃充盈。」（《黃庭內景經・呼吸章》）很明顯，這指修道者的刻苦修煉功夫。也是對老子「塞其兌，閉其門，挫其銳，解其紛……」之道家思想的具體實踐。但是，與老子的自然主義色彩的道家思想相比，《黃庭經》又多了《易》代表的以人的意志把握陰陽變化的規律，以改造自然和自我的主動精神。

「晝夜七日思勿眠，子能行此可長存，積功成煉非自然，是由精誠亦由專。」（《黃庭經．紫清章》）它相信，不管什麼人，只要精誠，經過長期不懈地刻苦修煉後，就能長生，進入仙家的境界。

《鍾呂傳道集》心腎交合的內丹術

《鍾呂傳道集》是唐代煉丹家鍾離及其弟子呂洞賓的對話集。此書首由施肩吾傳出，後來被《道藏》和《古今圖書集成》收錄，成為我國丹經中的經典。

這部對話集共分十八章，其文辭優美，結構嚴謹，處處充滿比喻情趣，將古老的易理和道家一向不傳的煉丹之秘娓娓道出，悟者閱讀此書，往往得到一種飄然入仙之感。

鍾離開章明義，說他要在書中披露古今一貫的大道至理。這種大道至理究竟是什麼？鍾離回答說，它與常人行持的齋戒、採氣、開頂、吐納、導引等個別養生法術不同；後者可學可聞，前者需要體悟，只知後者而不知前者，無異於脫離根本而去尋枝摘葉，以致步入異途而不能自拔。綜合他的講述，他所說的大道，不外是「一陰一陽之為道」的根本變易之理、「道生一，一生二，二生三」的基本變化順序和「一為體，二為用，三為造化」的變化樞紐。

體悟大道，等於是覺悟到「體用不出於陰陽，造化皆因於交媾」的最高原理。而這也就是煉丹的根本原理。

如鍾離所說，人體處於天地之間，秉承日月之光華，所以人集陰陽、日月、天地的性能於一身。而天地之所以能長久，是因為天地之間總是「上下往來，行持不倦」、「一升一降，太極相生」。日月之所以長久，是因為日月之間頻頻「往來交合」，最後達到「陰盡陽純」的至高境界。人體內部這兩大性質之間原本也和天地日月一樣，是反覆交合的，所以人理應活得長久。

更具體地說，因為人的「元陽在腎，因元陽而生真氣。真氣朝心，因真氣而生真液。真液還原，上下往復，若無虧損，自可延年」。只可惜的是，人自從有了意識和慾望後，不時破壞和干擾這種交合，所以人的生命就不能長久。若要長久，辦法只有一個，那就是：「效法天機」，設法恢復內部兩大性質之間的交合，具體做法就是：「用陰陽升降之理，使真火、真水合而為一。煉成大藥，永鎮丹田」，這樣就能「浩劫不死，而壽同天地」①

鍾離對人體內部的這種交合活動的描述，與《周易》的八卦生成之理十分相符。下面這段話可以證明：

呂曰：「天得乾道，所用者陽也，陽主升，何以交於地？地得坤道，所用者陰也，陰主降，何以交於天？天地不交，陰陽如何得合？陰陽不合，乾坤如何得作用？乾坤既無作用，雖有起首之地，見功之日，大道如何得也？」

鍾曰：「……天以行道，以乾索於坤。一索之而為長男，長男曰震。再索之而為中男，中男曰坎。三索之而為少男，少男曰艮。是此天交於地，以乾道索坤道而生三陽（男）。及乎地以行道，以坤索於乾，一索之而為長女，長女曰巽。再索之為中女，中女曰離。三索之為少女，少女曰兌。是此地交於天，以坤道索乾道而生三陰。三陽交合三陰而萬物生，三陰交合三陽而萬物成。……方其乾道下行，三索既終，其陽復升，陽中藏陰，上還於天；坤道上行，三索既終，其陰復降，陰中藏陽，下還於地。陽中藏陰，其陰不消，乃曰真陰。其陰到天，因陽而生，所以陰自天降，陰中能無陽乎？陰中藏陽，其陽不滅，乃曰真陽。真陽到

①此節引文均來自《鍾呂傳道集》，不再另注。

地，因陰而發，所以陽自地升，陽中能無陰乎？陽中藏陰，其陰不消，復到於地；陰中藏陽，其陽不滅，復到於天。周而復始，運行不已。交合不失於道，所以長久堅固者如此。」（《論天地第三》）

這段話對「陰中有陽，陽中有陰」的易理，講解得最為透徹明白。

大道既已講明，剩下的就是較為具體的法則。鍾離對內丹修煉之法則的描述，同樣建立在他對天地和人體之結構的基本一致的基礎上。例如他說：「人之心腎，上下相遠八寸四分，陰陽升降，與天地無二等（『天地分位，上下相去八萬四千裡』）。氣中生液，液中生氣，與日月同途。」但人體也有其獨特性，那就是，「火少水多」，「人身之中，以一點元陽而興舉三火。三火起於群水眾陰之中。易為耗散而難炎熾。若此陽弱陰盛，火少水多，令人速與衰敗而不得長生。」《論水火第七》

所以修煉的關鍵，就是懂得造化，而造化的關鍵，就是「使陽長陰消」，將身體內部水火的分布和構成人為地加以顛倒。如何才能做到這一步？關鍵是要知道如何生火。鍾離要增加的火，被他稱為真火，十分有意思的是，真火與人們說的心火不同，真火是從腎水中生出來的，「腎，水也，水中生氣，名曰真火。」

（《水火第七》）很明顯，真火即人們常說的真氣，是從腎中生出來的。

因此，關鍵又回到積聚真氣上，鍾離反覆交待，真氣盛而元陽勝；真氣弱而元陽弱，元陽弱而人容易得病，更莫談長生。如何才能積聚真氣？

他說：「丹經萬卷，議論不出陰陽。陰陽兩事，精萃無非龍虎……雖知龍虎之理，不識交合之時，不知採取之法。所以古今達士，皓首修持，止於小成。累代延年，不聞超脫。」（《論龍虎第八》）什麼是龍虎之原理？「腎水生氣，氣中有真一之水，名曰陰虎，虎見液相合也；心火生液，液中有正陽之氣，名即陽龍，龍見氣相合也。」（《論龍虎第八》）

這裡所說的真水真氣，即真龍真虎。其交合有一定的時機：設若氣生時，液正好下降，二者就會相互顧戀，相互交合，生出黍米大的藥粒，如果百日無差，藥力全，「三百日胎仙完，形若彈丸，色通朱桔，名曰丹藥，永鎮下田。」（《論龍虎第八》）

然而難就難在「百日無差」！而要做到「無差」，就要識得交合的合適時間，懂得採取藥物之法。關於這一點，鍾離的《靈寶畢法》說的更加詳細。

《靈寶畢法》以人，比天陰陽合和的養生觀

《靈寶畢法》是鍾離傳給弟子呂洞賓的一部煉功之書。他在前言中說，這部書是他在終南山石壁間潛心研究古經書《靈寶經》的結果，經過一番刻苦鑽研，終於領悟到了大道至理，那就是「陰中有陽，陽中有陰，本天地升降之義。氣中生水，水中生氣，亦心腎交合之理」。這其實也就是他在這本書中所要講的中心思想。

這部書共分上中下三卷，上卷「小乘安樂延年法四門」，一講匹配陰陽，二講聚散水火，三講交媾龍虎，四講燒煉丹藥。中卷名為「中乘長生不死法三門」，一講肘後飛晶，二講玉液還丹，三講金液還丹。下卷名為「大乘超凡入聖法門」，一講朝元煉氣，二講內觀交換，三講超脫分形。很明顯，所謂「小乘」、「中乘」、「大乘」，就是煉丹的初級、中級、高級三個階段。

與《鍾呂傳道集》相比，《靈寶畢法》對煉丹時機的描述更為詳盡。《匹配陰陽第一》開宗明義地指出，在一年中的真陰真陽變化交合是有一定的規律的，真陽是陰中生出的陽，真陰是陽中生出的陰。每年從冬至開始，地中真陽，以一

氣（十五日）七千里的速度上升，經過一時（九十天），上升四萬二千里，「正到天地之中，而陽合陰位，是時陰中陽半，其氣為溫，而時當春分之節也。」春分一過，陽升到陽位，四十五日後立夏，再過四十五夏至，此時陽行程八萬四千里，到達天，此時陽中有陽，其氣熱。

根據「陽極陰生」的規律，真陰生出開始下降，經過九十天，又到天地之中，陰交陽位，陽中陰半，其氣為涼，正好是秋分。此後陰繼續下降，陰進入陰位，過四十五日立冬，之後陰繼續下降，再過四十五日冬至，此時，陰到達地，為陰中有陰，其氣寒。

根據「陰極陽生」的道理，「冬至之後，一陽復升如前，運行不已，周而復始，不失於道。」人為天地宇宙的縮影，天地之間陰陽變化交合的道理同樣適合於人，在人內部，心比天，腎比地，氣比陽，液比陰。一日比一年，一日用八卦，比一年的八節氣，一天中的子時比冬至，午時比夏至，卯時比春分，酉時比秋分。「子時腎中氣生，卯時氣到肝，肝為陽，其氣旺，陽升入陽位，春分之比也。午時氣到心，積氣生液，夏至陽升到天，而陰生之比也。午時，心中液生，酉時液到肺。肺為陰，其液盛，陰降以入陰位，秋分之比也。子時，液到腎，積液生氣，冬至陰降到地而陽生之比也。周而復始，運行不已。日月循環，無損無虧，自可延年」。

但一般人往往難以達到這種理想狀態。其原因是人「自胎完氣足之後，六慾七情，耗散元陽，走失真炁。雖有自然之氣液相生，亦不得如天地升降。」既不能接天地之氣，自己的元氣反而為天地所奪取，「是以氣散難生液，液少難生氣」。在這種情況下，人當然不能像天地那樣長生。

人究竟應該怎樣改變這種被動的局面？辦法只有一個：恢復人的自然狀態，使氣足液盛，循環不已。怎樣才可以恢復？僅僅看《靈寶畢法》介紹之十步功法中的前四步，即基礎功法，便知端的。

第一步：「匹配陰陽」——「於卯卦陽升氣旺之時，多吸天地之正氣以入，少呼自己元氣以出。使二氣相合，氣積而生液，液多而生氣。乃匹配陰陽，氣液相生之法也。」（《匹配陰陽第一》）

第二步：在「匹配陰陽功」有成就時，行使「聚散水火法」——於丑寅時辰（艮卦）身體氣微時注意養氣；於戌亥（乾卦）時身體氣散之時，注意聚氣。「艮卦陽氣微，故微作導引伸縮，咽津摩面，而散火於四體，以養元氣。乾卦陽

氣微，故咽心氣，搐外腎，以合腎氣，使三火聚而為一，以聚元氣。故曰聚散水火，使根基牢固也。」（《聚散水火第二》）

第三步：在「聚散水火功」稍有成就時行使「交媾龍虎法」──子時為坎卦，腎中氣生；午時為離卦，心中液生。「當離卦腎氣到心，神識內定，鼻息少入遲出，綿綿若存，而津滿口咽下，自然腎氣與心氣相合，太極生液。及坎卦心液到腎，接著腎水，自然心液與腎氣相合，太極生氣。以真氣戀液，真水戀氣，液與真水，本自相合，故液中有真氣，氣中有真水，互相交合，相戀而下名曰交媾龍虎。」（《交媾龍虎第三》）

第四步：燒煉丹藥。離卦龍虎交媾，名曰採藥。「與採藥日用對行」的是煉丹。「採藥而交媾龍虎，煉藥而進火方為入道。煉藥須於乾卦時進行：「時到乾卦，氣液將欲還原，而生膀胱之上，脾胃之下，腎之前，臍之後……當時脾氣旺而氣盛，心氣絕而肝氣弱……採合必於此時，神識內守，鼻息綿綿。以壯腹微脅，臍腎覺熱太甚，微效輕勒；腹臍未熱輕勒，漸熱即守常，任意放志，以滿乾坤，乃曰勒陽關煉丹藥，使氣上行以固真水。經脾宮，隨呼吸而搬運於命府黃庭之中。氣液造化時，變而為精，精變而為珠，珠變而為汞，汞變而為砂，砂變而為金，乃曰金丹。」至於採藥與燒煉的比例，「春多採少煉，乾一而離二，倍用功也，秋夏少採多煉，離一而乾二，倍用功也。」（《燒煉丹藥第四》）

從這些功法可以看出《靈寶畢法》的養生觀，主旨是真氣真水合和，以達到陰中有陽，陽中有陰；其關鍵是要理解天人合一的道理，選擇好行功的時機和採藥煉藥的火候。

醫家巢元方和孫思邈的養生理論

這一歷史時期的醫學領域，出過兩位著名醫學家，其醫學理論和實踐，都與《周易》的陰陽理論有關。

第一位是隋朝的巢元方，其生卒籍貫不詳，大業中曾任太醫博士，著有《諸病源候論》，這是他奉隋帝之詔，與同道一起編著的一部總結疾病病因、病理、證候等的大型醫學基礎理論專著。全書五十卷六十七門，列舉證候一千七百餘條，對內科、外科、婦科、兒科、五官科等。除了少部分外，大多數不討論診斷和治療，而專講病因病機。此書對前人的病因論有很大的突破，提出不少創造性的見解，被認為是繼《黃帝內經》後我國基礎醫學理論領域中的另一項重大成就，在宋代，被列為醫學教育的刻本，明清時期也得到廣泛流傳。

此書理論方面的一個最大特點，是將「一陰一陽之謂道」的思想貫穿其中。例如，在對人的基本看法上，提出「人稟陰陽而生，含二氣而長」（《諸病諸候》）的觀點，認為人與天地萬物一樣，都是陰陽之間相互作用的結果。健康長壽的人，因為身體中陰陽平衡，因而能同「道」一樣源遠流長；而病人或不健康的人，多數是其身體中「陰陽不守」，所以「臟腑俱衰」（《虛勞病諸候》）。總之，只要失去陰陽平衡就要發病。即所謂「陰陽不利，邪氣乘之」。病症的各種具體表現，則與陰陽力量之間的失衡程度有關，例如，在陽盛陰衰時，病狀為發熱：「虛勞而熱者，是陰氣不足，陽氣有餘，故內外生於熱，非邪氣從外來乘之也。」而在陰盛陽衰時，病狀則為發寒，即所謂「陰勝則寒」。

在判斷致病邪氣的陰陽剛柔性質時，巢氏還以《易經》八卦為模式，確定其方位。如「西北方乾為老公，名曰金風……西南方坤為老母，名曰穴風……南方離為中女，名曰赤風……西方兌為少女，名曰淫風……」，如此等等。

此書雖然少談治療，但偶爾談及，也往往以易理為指導，勸人經由增減陰陽，以恢復陰陽平衡的辦法，達到治病的目的。如在論及婦女病的治療時候，它

這樣說：「月初出時，日入時，向月正立，不息八通，仰頭吸月光精入咽之，令人陰氣長。」（《諸病源候論‧風病諸候上》）

第二位是唐初著名醫學家孫思邈（五八一—六八二），京兆華原（今陝西耀縣孫家堰）人。因為是道士，所以也被稱為孫真人。孫思邈天資聰慧，自幼喜讀醫學書籍，二十歲行醫鄉里，取得良好治病效果。他在刻苦鑽研醫學理論時，注意與古代哲學遺產結合起來，所以在醫學之外，還廣泛涉獵佛、道、儒各家學說，尤喜老莊哲學和易理。由於醫術高超，唐太宗、唐高宗等都曾許以高官厚祿，被一一謝絕；而當平民百姓得病時，卻不辭勞苦，一心赴救，表現了高尚的醫德，為歷代後世所稱道。

孫思邈著《備急千金要方》和《備急千金翼方》，是我國醫學史上的重要著作，被稱為我國歷史上第一部臨床醫學百科全書。他編著《備急千金要方》的目的，是因為他「以為人命至貴，有貴千金，一方濟之，德裔於此。」此書共三十卷，是他博採群經，對浩如煙海、散落不整的古代醫方加以去粗取精，刪繁就簡整理結果。在此書完成後，孫思邈感其不足，重新埋頭，又作《備急千金翼方》，與《備急千金要方》取長補短，前後呼應。兩書共收集醫方六千五百之多，成為我國醫學史上一大奇蹟。

在醫學理論方面，孫思邈主張醫易同理，提出「不知易，不足以言太醫」口號，認為「凡欲為大醫，必須諳《素問》……周易六壬」（《備急千金要方·大醫習業》）。在這一思想主導下，其醫學理論每到關鍵處，便以《易》的哲學觀作為依據。例如，《備急千金要方》在談及五臟與五行的對應時，就這樣說：「夫天布五行，以植萬類。人稟五常以為五臟，經絡腑輸陰陽，會通玄冥幽微，變化難極，易曰：非天下之至賾，其孰能與於此。」

他還把陰陽調和的易理運用到養生養性方面。他認為，養性的關鍵是要知道身體的盈虛消息，他引用列子的話說：「一體之盈虛消息，皆通於天地，應於物類。」（《備急千金要方·養性篇》）

有鑒於此，養性必須與天地盈虛消息合拍，才能取得良好的效果。他還根據《周易》中損盈益虛的道理，主張以補瀉之法對疾病加以預防。補瀉的方式首先是用食物療法，食療不癒才用藥療。其次是按摩導引、靜功、動功，以及適宜的運動。「養性之道，常欲小勞，但莫大疲及強所不能堪耳，且流水不腐，戶樞不蠹，以其運動故也。」這種醫易相通的觀點，對後世產生了極大的影響。

第九章 宋金元明清養生理論與易學

陳摶易學圖與氣功養生

陳摶，字圖南，號希夷先生，因居華山長達四十年，亦被稱為華山道士。生卒年月不詳。《宋史》為之立傳，稱之為五代末和宋初的道教和易學大師。他留給後人的著作為《指元篇》。此書共包括八十一章，著重從易學角度研究煉丹術，並從煉內丹的角度來理解和解釋《周易參同契》。

他在《指玄》中說：「訪師求友學燒丹，精選朱砂作大還。將謂外丹化內藥，元來金石不相關。」明確表示，他研究周易的目的，是借用卦爻象和陰陽之數來說明煉內丹的過程。據傳，我國易學史上有名的「河圖」、「洛書」、「無極圖」等易學圖像在宋代以後的傳播，均得益於陳摶。

宋之前，《易》的圖像不見於世，自陳摶將這些圖像傳給了宋代學者，便激發了宋代學者們研究易學的熱情，使易學研究在宋代大興，亦成為宋明理學的哲學依據，並對我國氣功養生和人體生命科學產生了深遠的影響。

首先我們看河圖和洛書。關於河圖、洛書，在《尚書》和《論語》中就有過記載，《繫辭上傳》有「河出圖，洛出書，聖人則之」之說。揚雄解釋說：「河序龍馬，洛貢龜書。」認為黃河中有龍馬背負河圖，洛水中有神龜背現「洛書」，伏羲據以畫八卦。這些記載長期得不到真實圖像的印證。直到陳摶創「龍圖易」，方把龍圖之秘揭開。

龍圖即河圖。後來，劉牧將陳摶的龍圖發展為河圖和洛書兩種圖式。南宋蔡元定認為，劉牧把河圖和洛書弄顛倒了。糾正後的圖載於朱熹的《周易本義》中。

由陳摶傳播的龍圖，吸收了以往流傳的「九宮說」和「五行生成說」，用具體的圖式解釋了《繫辭傳》中的天地之數五十有五的說法。「龍圖」主要是用數字的變化來說明天地陰陽的相互作用和變化過程。龍圖中的數字變化有三變，朱伯崑先生在其《易學哲學史》中詳細介紹了這三變的情況。第一變指天地未合之數，第二變是指天地已合之序，第三變是指龍馬負圖之形。

第一變是指天地未合為一體之前，天在上，地在下，各自分開，而且都有不同的數作為其性質的象徵。天之數為二十五，地之數為三十，加到一起共有五十五。天地之數都是以一為單位分組排列的，天數為五個一組，地數以六個一組，所以天五地六，天奇地偶。

第二變的大體意思是說，天地之間結束了相互隔離的狀態，進入融合狀態。相互融合之後，天地各自作了讓步，例如，在天的部分，原來以五個為單位的組織群體，只剩下一三五三個奇數，而增加了來自地數的二四兩個偶數，成為一二三四五的排列陣容，這就造成天數（奇數）中有地數（偶數），或者天位中有地位的融合狀態。在地的部分，原來以六個為一組的偶數群體，也進行了重新組合：不是從天位來的數字簡單地填補了那些已離開地位進入天位的數字的空缺，而是它們到來之後就完全打亂了地位之數的原本秩序和組合，形成一種新的分布：上部和右方為七九，下左中為八九十。整體上說是六七八九十，分明是一種地數中有天數、偶中有奇的融合狀態。

在龍圖中，這種第二變之後的狀態被稱為「天地已合之序」。

第三變的大體意思是說，第二變後的上下兩個圖進一步合併，相合的結果，出現兩種情況。第一種情況是，兩圖相重，原上圖的天一與原下圖地六相互重疊，天一居上，地六居下。按照同樣的規則，地二與天七相互重疊，天三與地八相互重疊，地四與天九相互重疊，天五與地十相互重疊。即天數中的三奇同地數中的三偶相配，天數中的孤陰（二，四）同地數中的寡陽（七，九）相配。按漢易，這實際是五行之生數同五行之成數合在一起，生數為一至五，象徵事物的發生，成數為六至十，象徵事物的形成。

按照《尚書・洪範》，「五行：一曰水，二曰火，三曰木，四曰金，五曰土。」《類經圖翼》曰：「天一生水，地六成之；地二生火，天七生之；天三生木，地八成之，地四生金，天九成之；中央為天五生土，地十成之」。因此，這實際是一個五行生成圖。

正如張景岳所說：「水為萬五之憲，故水數一。化生已兆，必分陰陽。既有天一之陽水，必有地二之陰火，故火次之，其數則二。陰陽既合，必有發生，水氣生木，故木次之，其數則三。既有發生，必有收殺，燥氣生金，故金次之，其數則四。至若天五生土，地十成之……。」這就是被劉牧稱為洛書，被蔡元定正為河圖的圖象（圖三）。

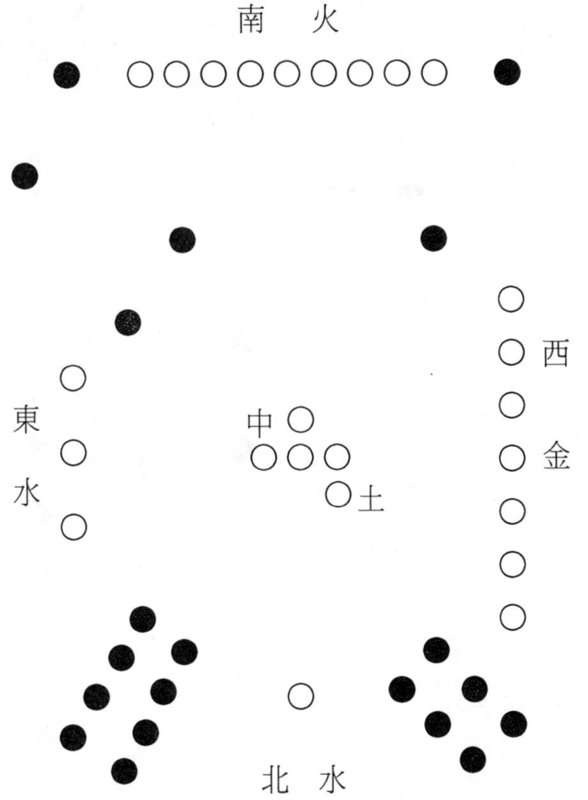

圖三　陳搏所傳河圖

第二種情況是，兩圖相交，上圖中心的五不動，下圖中的十隱藏起來；上下圖中的其餘四個奇數各占正方形的一個邊線；上下圖中的偶數二四六八分別居正方形的四個角，這樣生成的圖，縱橫斜相加都是十五，這就是有名的九宮圖，劉牧稱之為河圖，蔡無定正之為洛書（圖四）。

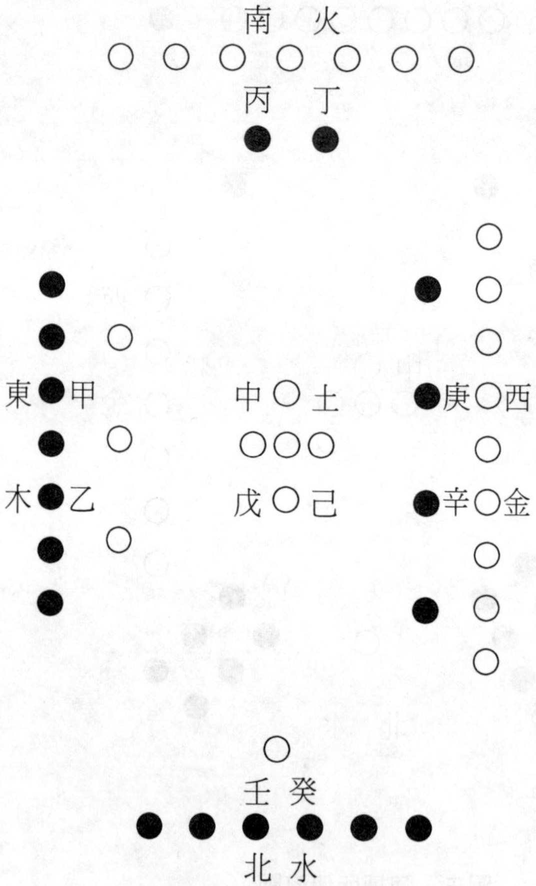

圖四　陳摶所傳洛書

陳摶傳播的龍圖和洛書是對易學原理的形象化展示，它讓人們看清了，天地陰陽如何相交，又是如何達到「陰中有陽，陽中有陰」的生發狀態。這些圖象對氣功養生的原理亦是一種證實和肯定。陳摶所傳播的第二個圖是無極圖，其圖為圖五。

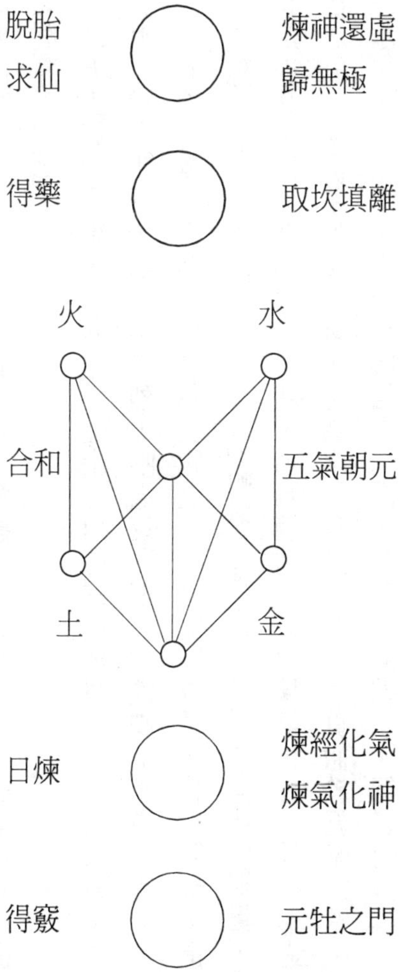

圖五　陳摶所傳無極圖

這個圖與後來氣功和養生的發展更為直接。據說，周敦頤的太極圖也是從無極圖發展而來。明末黃宗炎在其《圖學辨惑》對此圖中包含的氣功原理提出相當中肯的解釋，說它：

「乃方士修煉之術，其義自下而上，以明逆則成丹之法。其大較重在水火。火性炎上，逆之使下，則火不燥烈，唯溫養和燠；水性潤下，逆之使上，則水不卑濕，唯滋養而澤……其下圈名為玄牝之門，玄牝即谷神。牝者竅也，指人身命門兩腎空隙之處，氣之所由生，是為祖氣。凡人五官百骸之運用知覺，皆根於此。於是提其祖氣上升為稍上一圈，名為煉精化氣，煉氣化神。煉有形之精，化為微芒之氣。煉依希呼吸之氣，化為出入有無之神。使貫徹於五臟六腑。而為中層之左水火，右金水，中土相聯絡之一圈，名為五氣朝元。行之而得也，則水火交媾而為孕。又其上之中分黑白而相間雜之一圈，名為取坎填離，乃成聖胎。又使復還於無始，而為最上之一圈，名為煉神還虛，復歸無極，而功用至矣。」

黃又說：「周子（周敦頤）得此圖而顛倒其序，更易其名，附於《大易》，以為儒學之秘傳。」

黃氏的解釋可以說一針見血，較之龍圖、無極圖對氣功養生方面的道理描繪得更為明晰和具體。此圖最突出的東西，一是修煉，二是修煉的物質基礎和重要原理，三是修煉的起點、過程和落點。強調修煉，就是強調人能夠而且完全可以通過人自己的主觀意識，即神的作用，來調節和改變自己的身體狀態和壽命。而修煉的物質基礎，就是人身體中具有的精和氣。在未開始修煉之前，是一種虛無狀態。從這種狀態中逐漸產生要改變命運和改造自然的想法，這就是修煉的意識。一旦有了這種意識，就進入從無到有的進程。

開始修煉時，意識指向身體下部兩腎之間精神集中之處，即玄牝之門。經過意識與呼吸的調節化育作用，精化為氣，氣進而化為神。所謂神，其實就是在意識媒介與氣相互作用後所形成的一種特異功能或力量，可以受意識的指揮而在身體中無孔不入，自由往來。但是在氣功修煉中，神的使命是改善身體之不健康狀態，所以不能任意而為，作為精與氣的高級形態，它必須是繼續從下往上走，到達身體內部的最關鍵部位，即五臟所在地。

五臟之性質，對應於相互間相生相剋的金、木、水、火、土，在健康狀態下應該互相配合，步調一致，形成一個完美的整體。當人身體不健康時，這種相互配合的整體性便消失了。如今「神」來到這裡，貫穿於五臟六腑之中，不僅使其各自原來的功能恢復，而且使它們之間的平衡性、和諧性和整體性達到空前未有的高度，這就是黃氏說的五氣朝元。

這種新的和諧和平衡不僅使人健康，而且產生高級的功能和物質。以水火為例，在身體不健康的狀態下，水是向下走的，火是向上走的，二者分離，人處於病態；而在健康的機體中，則正好相反，水向上走，火向下走，二者相互滲透，達到乾濕適度，溫度適宜，與之相應，木、土、金等也各個受到滋潤。然而現在情況又有所不同了，由於神的作用，水火之間的和諧平衡達到常穩定態或恆溫態，這是一種導致生發或生育的狀態，正如溫暖的春天萬物萌發一樣，身體中達到恆溫，就會結成聖胎，具有更高級的特異功能。

這種聖胎進一步修煉，就進入神仙的虛無態。這就是煉神還虛。此圖之所以命名為無極圖，其含義也就在這裡。其道理與易的精神是一致的。

張伯端性命雙修的主張

張伯端，字平叔，天臺人，生於宋太宗雍熙四年，羽化於神宗元豐五年。著有《悟真篇》傳世。其書名為《悟真篇》，與《周易參同契》的師承關係有關，他在《悟真篇》「讀參同契歌」中主張對易學中的諸多內容的理解，諸如兩儀、四象、八卦、乾坤、吉凶等卦爻象辭，不能停留於其表面形式，而要通過「悟」的功夫，找到其真訣內涵。所以他說：「百姓日用不知，聖人能究本源，顧易道妙盡乾坤之理，遂托象於斯文。」又說：「猶設象以指意，悟其真意則象捐，達者惟簡惟易，迷者愈惑愈繁，故知修真之士讀《周易參同契》者，不在乎泥象執文。」「泥象執文」實有所指：在此之前，多數人不了解，《周易參同契》作為一部丹書，往往使用大量比喻，故布迷陳，使那些「泥象執文」的人，誤入歧途，把它看作是一部專講煉外丹的書。

其《悟真篇・律句第八》說：「休煉三黃及四神，若尋眾草更非真，陰陽得類方交感，二八相當自合親。潭底日紅陰怪滅，山頭月白藥苗新，時人要識真鉛汞，不是丹砂及水銀。」明示此處的煉丹不是指煉外丹，不是用於服食。《悟真篇・絕句六》又說：「調和鉛汞要成丹，大小無傷兩國全，若問真鉛是何物，蟾光終日照西川。」

《絕句七》說：「未煉還丹莫入山，山中內外盡非鉛，此般至寶家家有，自是愚人識不全。」蟾光是元精的代名詞，西川指丹田，說真鉛家家有，人人有，分明是指煉丹的原料真鉛就在人身體中，不用到外面尋找。這就明確了，鉛不是指金屬鉛，汞不是水銀，《周易參同契》講的是內煉，不是燒煉。關於煉丹的步驟和原理，《悟真篇》同《周易參同契》一樣，繼承了《周易》關於陰陽等對立的二元之間經過交合，最後達到和諧統一，以生發出新質的思想。

《律詩第六》說：「好把真鉛著意尋，莫教容易度光陰，但將地魄擒朱汞，自有天魂制水金。」這裡的地魄指真氣，可制心制意，而天魂指元神，可制腎制鉛。前者指的是金木交並，後者指的是水火相交。有了這種種二元之間的交並和相交，金丹才得以凝結。

關於煉內丹的步驟，《悟真篇》主張始於有作，終於無為。有作是修命，無為是修性，性命要雙修，次序有先後。也就是說，要先修命，再修性，否則「命之不存，性將焉在」？修煉是有為之功，目的卻在於結丹，結丹之後，再抱元守一；修無為之功，謂之修性。

他認為，修煉應該是有為與無為之間的對立統一，是先命與後性之間的對立統一。在闡述內丹修煉使用的藥物時，《悟真篇》仍然把《周易》的這一思想放到首位。它指出，內丹修煉所用基本藥物是精、氣、神。這三者為生命的三大元素，先天具有，所以也稱元精、元氣、元神，亦稱上藥三品。

為什麼只用三種藥物，而不是十種八種？這一選擇顯然同樣來自《周易》的陰陽相生和老子「一生二，二生三，三生萬物」的原理。陳致虛《金丹大要上藥篇》曾經就此解釋說：「精氣神三物相應，順則成人，逆則成丹。何謂順？一生二，二生三，三生萬物，故虛化神，神化氣，氣化精，精化形，形乃成人。何謂逆？萬物含三，三歸二，二歸一。」因此，所謂煉丹，就是要回到萬物的本原，唯一的道路就是逆著道生萬物的方向進行，既然萬物歸結為三，就要從萬物的最基本組成精、氣、神入手。

在精氣神三者中，精指先天之精，是生命的本源，而不是醫書所謂生理之精，雖屬於先天，卻仍然是有質之物；氣，包括呼吸之氣和先天之氣，無形無質。精與氣組成有形與無形、靜態與動態的矛盾對立。如何調和二者的對立，使之成為和諧統一的整體？這就需要第三個東西，即神。張伯端認為，神為心生。他在《玉清金笥青華秘文》中說：「蓋心者，君之位也，以無為勝之，則其所以動者元神之性耳；以有為勝之，則更所以動者，慾念之性耳。」這句話是說，心如果無為而為，其動就是元神；如果有為而為，其動就成為識神。所以他又說：

「心靜則神全，神全則性現。」所以煉性即修心。修心的功夫中的守一，是針對心神容易散亂的性質，給它加上一個反向之力，即止念。

所謂止念，或是指心思集中於一處（或者是丹田，或者是祖竅）；或是針對心神容易忽喜忽怒的性質，做到「怒裡回思則不怒，喜中知抑則不喜，種種皆然，久而自靜」。（《玉清金笥青華秘文》）。

這就是「意」（神之用為意），意是連接精和氣，使二者融合，以產生炁的東西，起一種媒介作用，所以被稱為「意土」、「黃婆」等。意的關鍵在於它與火候有關。火候是煉丹的關鍵。

清朱元育《悟真篇章幽》說：「真火者我之神，真候者我之息，以火煉藥而成丹，即是以神馭炁而證道也。」因此，火候，是神與息的結合。息指真息，即與炁俱來的那種息。所以他又說：「火候之履，只在真意，大約念不可起，念起則火燥；意不可散，意散則火冷，必須一念不起，一意不散，時其動靜，察其寒溫，此修持行火之候也。」經過適當火候的煉製，精與氣合成為炁。精本來是靜態的，不能自行通過河車之路，然而當它與氣合為一體成為炁時，就變得輕清無質，能自由無障礙地進入身體任何一部分。

經過煉精化氣階段，就進入煉炁化神階段，這時體內只剩下炁與神，形成更高層次上的二元對立。所謂煉炁化神，就是打破這種新的對立，使雙方相互融合，產生新質，即神。

經過煉之後再次生成的神，同以前的神是不一樣的，或者說，它們是兩個不同層次上的神。以前的神，更多「意」的成分，多半還是一種意識，而新煉成的神，則是元神，稱為聖胎或丹。煉炁化神階段的關鍵，是一種無為而為的「內視」或「寂照」，即在「正子時」（即發生丹田火熾，兩腎湯煎等大藥產生的症狀時）到來時，眼光罩住　的積聚地丹田，其持久力有點像是母雞抱卵孵雞。母雞時刻不離卵，才能維持一種恆溫，使雞蛋變成小雞。而煉丹達到這一階段，眼光必須時刻盯視黃庭與下丹田之間，持之以恆，讓真氣熏蒸丹田，使元神逐漸發育成長，最後結丹。

此階段的內視功夫，同樣需要一種反向之力：人對世間事物有慾望時，眼光是向外的。而讓眼光內視，就意味著無視常人熱衷的外部目標，專注於身體內部的中田區，這就是老子說的「常無慾以觀其妙，常有慾以觀其竅」。這時，炁本身經歷了由微動到不動到盡化到結丹的變化，真意的運用也由雙目內視逐漸過渡到無知無覺。正如《悟真篇・律詩第五》所說：「果生枝上終期熟，子在胸中豈有殊。」

煉內丹的第三步功夫是煉神化虛。按照鍾呂金丹派所謂煉神還虛，就是在煉氣化神的基礎上，把嬰兒先由下田移到中田，再由中田移到上田，然後煉成陽神，由天門而出。《悟真篇》則主張還虛。還虛就是還無為之性，使之回到道的本體。《悟真外篇》比喻說：「我有一輪明鏡，從來只為蒙昏，今朝磨瑩照乾坤，萬象昭然難隱。」但這種還虛與佛教的「往生極樂」不同。佛教視人體為暫寄，成佛後拋棄人間，進入西方極樂世界。而張伯端的道教修煉則主張神不離體，形神相依，長生長壽，成為真人和仙人。

王重陽和丘處機對內丹的貢獻

王重陽（一一一三—一一七〇），道教全真派創始者，陝西咸陽人，生於宋政和二年，正值宋金交戰的戰亂年代。十四歲就遭遇「南渡之變」，一一五九年在終南山劉蔣村西甘河橋遇異人為師，傳其道法。以後遷居山東半島崑崙山，先後收馬鈺、丘處機等七個弟子，即以後的全真教七真。還創立五個法會，信徒甚眾。

王重陽創教義，都包括在其《立教十五論》中。其內容為：⑴住庵；⑵雲遊求道；⑶學書以心解為主；⑷研究藥物；⑸修建；⑹道伴；⑺靜坐；⑻求定心；⑼調氣；⑽煉性；⑾修性命；⑿積功德；⒀出三界：慾界、色界、無色界；⒁養身；⒂離凡世。①

從上述內容可以看出，此道派意在將儒、道、釋三教融為一體。其具體做法上，也是將道教的《道德經》、佛教的《心經》、儒家的《孝經》為祖經。在丹經方面，師承鍾呂，並以鍾呂傳人自居。從王重陽所著《金關玉鎖訣》看，其對《周易》陰陽原理深有體會。據王沐先生考據，所謂「金關玉鎖」講的是煉功時如何做到「無漏」的原理，實則是對《周易參同契》第二十三章「太陽流珠，常欲去人，卒得金華，轉而相因」的發揮。②

在王重陽的七個弟子中，最著名的是丘處機。丘十九歲在崑崙山拜王重陽為

①王沐：《內丹養生功法指要》，第二九〇頁。

②王沐：《內丹養生功法指要》，第十四頁。

師，王重陽羽化後，丘守師墓兩年後，然後西去陝西蟠溪苦學六年，又在隴州龍門苦學六年，創龍門學派，流傳至今。著有《大丹直指》。

丘處機在其《大丹直指》中指出，煉功之要旨，是要深入易的玄理，知道自己最終追求的是一種「陰中有陽，陽中有陰」的境界，只要能達到這種境界，就不要拘泥成法，即所謂「陰中有陽兮陽有陰，陰陽裡面更重尋，學人不達玄微理，虛度光陰謾用心」。

他由此而提出「龍虎交媾」和「活子時」的見解，認為，所謂龍虎交媾，泛指上升的腎氣和下降的心液相互交合，最後得到黍米大小的藥物。

按照傳統說法（鍾呂見解），唯有子時腎氣才發生，午時心液才下降，所以必須子午時辰煉功，方能收效。丘處機則不以為然，主張只要煉功者有心，就可以通過主觀努力，隨時創造子午時：「殊不知法乾坤之妙，舉腎氣則是子，降心液則是午，不以時刻皆可。」（《大丹直指・五行顛倒龍虎交媾訣》）

然而究竟如何創造？丘描述說，煉功者開始時要閉目內視，絕慮，忘思，冥心。然後「塞兌戶（口也），開天門（鼻也，是為玄牝之門）……然後鼻中入氣……以意輕輕送入中宮，至尾閭氣極，乃從夾脊三關至鼻中輕輕放出……聽氣自出，意且不可離中宮，與元陽真氣相接合，使水火二氣上下往來相須，勾引腎中真氣，心中水液。交媾混合於中宮。自然暢美。此為龍虎交媾，便是藥物。」（《大丹直指・五行顛倒龍虎交媾訣》）

很明顯，此處特別強調的是「用意」。能否創造出活子時，全在於用意是否恰當。所以這裡的所謂子時，說到底就是意守中宮，「午時、子時者，即是意也。神性所謂出入無時，莫知其向也……意到中宮，便是子時也。」

金元四大醫家的養生理論

中國醫學源遠流長，但凡是具有功底的專著，差不多都與《周易》理論相通。金、元時代名醫劉完素、張從正、李杲、朱震亨等四大家同樣如此。

劉完素（約一一一〇—一二〇〇），字守真，河北河間縣人，自幼年起就開始鑽研醫學經書，對《素問》尤感興趣。著有河間三書、《醫學啟源》、《珍珠囊》、《臟腑標本藥式》等。在對醫學的研究中，他追本溯源到《周易》的陰陽之理，力劈人們在對陰陽關係之理解中的種種含混不清和片面性，不同意有些醫家在診治時只看到陰陽之間的對立而看不到它們之間的相互依賴和相互生成，尤其不同意人為地在陰陽之間劃分高低上下的做法：「今之俗醫，不明陰陽變化之道，而妄取陽主於生，陰主於死。」（《傷寒直格．主療》）「殊不知一陰一陽之為（謂）道，偏陰偏陽之謂疾，陰陽以平和而偏則疾，萬物皆以負陰抱陽而生，故孤陰不長，孤陽不成。」（《原病式．六氣為病．寒類》）

這顯然是《易經》的一個最中心思想。以此為出發點，他堅持認為，要想保證身體的健康，就必須注意促成身體陰陽之間的平衡，陰陽之間「兩停（二者平等）則和平，一興一衰，病以生也。」（《傷寒直格．主療》）

由陰陽之間的平衡又推及到水火、寒熱、榮衛之間的平衡，「夫豈知水火之陰陽，心腎之寒熱，榮衛之盛衰，猶權衡也，一上則必一下，是故高者抑制之，下者舉之，以平治之道也。」（《原病式．六氣為病．火類》）

在這一思想指導下，完素在以金、木、水、火、土等五運和風、火、熱、濕、燥、寒等六氣論證百病時，著重於「火、熱」二氣，他認為，在五行之中，木、土、金、水各一，火則有兩種，一是「君火」，二是「相火」，分別對應於六氣之中的「熱」和「火」。而風、寒、濕、燥之病，多從火和熱轉化過來。

「諸逆沖上，均屬火」，「諸病有聲，鼓之如鼓，皆屬熱」，「熱甚而成陽厥者，不可反以為病寒也。」（《原病式・六氣為病・寒類》）

既然病因火和熱而致，就要從滅火減熱上下功夫，而達到這一目的的最好方法就是借助於水。劉完素在論述「五志（怒、喜、悲、思、恐）過極皆為熱甚」時，特別強調了水火、心腎的關係。他認為，水與火比較，水靜火動，靜則平，動則亂。因此，假如火上面有水制之，就達到「既濟」狀態，這時，人就神清氣和，身體健壯。反之，如果水在火下面，就不可能制火，從而陷入「未濟」狀態，這時，人表現為心煩面赤，身體虛弱。但在人身中，心屬於火，腎屬於水，心火易旺，腎水易衰。所以要制火，就必需養腎水以制心火。這就是他著名的「降心火，益腎水」的治病理論。

張從正（一一五六—一二二八），字子和，號戴人，睢州（今河南蘭考）人。從青少年起就刻苦鑽研醫學，對《素問》、《難經》等頗有研究。編著了《儒門事親》前三卷，自稱繼承了劉完素的河間派醫理，主張「主性命者在乎人，養性命者亦在乎人，修短壽夭皆自人為」（《保命集》）。在行醫中，他運用劉完素「辛涼之劑」解利傷寒、溫熱、中暑、伏熱，救助病人無數。約六十～

六十五歲時，曾被金朝召入太醫院供職。

張從正受河間學術思想的影響，醫學理論和行醫實踐充滿創造性和靈活性。他最痛恨庸醫，而他所認為的庸醫，就是那些缺乏易學的變通思想，食古不化，照搬教條，以病就方或以藥試病的人。在行醫中，他靈活地運用易學的運動和變通的觀點診病和治病，持「主攻論」見解，認為當身體處於自然狀態時，體內冷熱、陰陽、水火之間是平衡的，所以「本氣不能自病」，「夫病之一物，非人身素有之也。或自外而入，或由內而生，皆邪氣加諸身，速攻之可也」。邪氣分為九氣，自內而生的有「喜、怒、悲、思、恐」，從外部而來的有「寒、暑」（包括風、濕、燥、火）。對於內部的邪氣，他主張以平心火為主，因為「勞者傷於動，動便屬陽；驚者駭於心，心便屬火。二者亦必平心火為主」（《儒門事親・九氣感疾更相為治衍》）。

他勸告人們平時要「和喜怒而安居處，節陰陽而和剛柔，如是則邪僻不至」。他還用「生克制勝」的原理指導治療，如「悲可以治怒，以愴惻苦楚之言感之；喜可以治悲，以謔浪褻狎之言娛之；恐可以治喜，以恐怖死亡之言怖之；怒可以治思，以汙辱欺罔之言觸之；思可以治恐，以慮彼志此之言奪取之。」

很明顯，張從正的這種種心理療法，都是應用《周易》陰陽平衡和老子「反者道之動」的原理，據說他在治療時，往往別出心裁，「有時裝扮巫士樂技舞蹈吹打以治人之悲結，有時下針之時便雜歌舞相應以治人之憂而心痛；有時擊拍門窗使聲不絕以治因畏響魂氣飛揚者；有時治久思不眠，假醉而不問，使病人怒呵而安睡。」①這都是對於易學思想的靈活應用。

張從正的主攻論認為，外部來的邪氣同樣是因為破壞了體內的平衡狀態才致病的。這種非平衡狀態具體表現為體內過「火」，過「熱」。所以治病要「先論攻其邪，邪去而元氣自復也。」（《儒門事親・汗吐下三法該盡治病詮》）

在具體治療上他主張，凡是病在表的，用汗法；病在上的，用吐法；病在下的，用下法。而汗、吐、下三法，意義又不侷限於發汗、湧吐和瀉下，而是具有更為廣闊的內涵，如「引涎、漉涎、嚏氣、追淚，凡上行者皆吐法也；炙、蒸、熏、泄、洗、熨、烙、砭射、導引、按摩，凡解表者皆汗法也；催生、下乳、磨積、逐水、破經、泄氣，凡下行者皆下法也」。（《儒門事親・汗吐下三法該盡治

①李聰甫、劉炳凡：《金元四大醫家學術思想研究》，第七十三頁。

病詮》）這樣一來，「主攻法」就幾乎無所不包，實際等於兼併了眾法，將眾法統一到其主攻論系統中。

李杲（一一八〇—一二五一），字明之，真定東恆人，晚年號東恆老人。李杲操醫術達五十餘年，不僅經驗豐富，且著述頗多，理論上自成一家，晚年完成主要醫學著作《內外傷辨惑論》和《脾胃論》。另外還有其死後由弟子整理而成的《蘭室秘藏》。

《內外傷辨惑論》所論以脾胃為主，以辨別「陰證陽證」為大綱，又條分縷析出具體症狀十二條，並以綱帶目，將內傷和外傷予以辨證明晰。《脾胃論》則主要闡明內傷諸症的病機。《蘭室秘藏》是李杲平生臨症的記錄。

李杲理論上主「脾胃學說」，其論述中時時運用易理，認為「脾胃為生化之源」，病人陰火旺盛，在於脾胃元氣先虛，而「火與元氣不兩立，一勝則一負」。元氣與陰火之間既對立，又統一：在健康人體內，元氣是升發的，陰火是降藏的。通過這一升一降，保持了心肺肝腎諸內臟的溫暖和諧。

但病人就不同了，由於脾胃不和，脾胃中元氣不足，致使清陽下陷，谷氣不升，不能溫養心肺，就迫使腎肝陰火上乘陽位。問題在於，陰火與脾胃中元氣是相剋的，陰火越是上升，元氣就越是陷落。本來，在健康的人體中，那下降於腎的陰火，是生發真氣的「火」，以易理論證，應稱為「少火」，而在病體中，陰火處於離位，就不再是生發真氣的「少火」，而成了危害脾胃中真氣的「壯火」，必然會導致「氣高而喘，身熱而煩，皮膚不任風寒而生寒熱」的症狀。因此離位的陰火，實則是傷害身體的「邪火」。

究竟如何克服身體的這種危機？李杲主張通過「升陽瀉火」的方式解決「火」與「元氣」的矛盾，其根本法則是「益元氣」。元氣旺盛，火自然降下，脾胃機能自然恢復正常。如果不明白這個道理，在脾胃受到陰火傷害時反而用熱藥，那本來就已經匱乏的胃氣，此時又進一步為過熱的藥物所傷。

朱震亨（一二八一——一三五八），字彥修，號丹溪，浙江義烏縣人。行醫四十餘年，醫術高超。著《格致餘論》、《局方發揮》、《丹溪心法》、《丹溪醫案》、《金匱鈎玄》等，其中《格致餘論》為其代表作。

朱震亨是我國醫學史上首次把宋明理學應用於醫學的人，理學「致知在格物」的思想貫穿於他的代表作《格致餘論》中。他對《繫辭傳》中「易有太極，是生兩儀」的思想有特殊的體會，對陰陽之間的對立統一關係以及它們在身體中的種種特殊表現有深切的感受。他說：「陰陽二字固以對待而言，所指無定在，或言寒熱，或言血氣，或言腑臟，或言表裡，或言動靜，或言虛實，或言清濁，或言奇偶，或言上下，或言正邪，或言生殺，或言左右……」（《局方發揮》）

由此可見，在朱震亨的醫學理論中，人是被納入到天地陰陽的對立統一系統中考慮的，人稟受天地陰陽二氣而生，天之陽氣在人身體中就成為氣，地之陰氣在人體中就相當於血。但根據理學家程顥等人的理論，在常態下，天地之間常常是陽有餘，而陰不足：「天地陰陽之運，升降盈虛，未嘗暫息，陽常盈，陰常虧。」（《濂洛關閩書》卷八）

與之相對應，人體中就常常是「氣常有餘，血常不足」。在他的理論中，陰氣在身體中不是一種消極的或有害於身體的要素，它同樣是一種「正氣」。所謂「陰常不足」，具體表現為人之精血在初發育時不易成熟，在年老時又最先失去；所謂「陽常有餘」指「人之情慾無涯」，情慾在外在因素的引誘下，最容易妄動，致使相火旺盛而導致陰精陰血的消耗，最後發生病變：「相火易起，五性厥陽之火相煽，則妄動矣。火起於妄，變化莫測，無時不有，煎熬真陰，陰虛則病，陰絕則死。」（《格致餘論・相火論》）

「相火」一詞，是丹溪由其宇宙生成論中生發出來的。他認為，宇宙中一切事物，皆以動為主，而凡是動的，皆屬火。人體以動為主，所以人體內處處有火。又因為這種火動而可見，所以又稱為「相火」。問題在於，這種相火動得是否合適或適中。按照丹溪的說法，相火運動是受心火支配的，若心火安寧，則相火「動皆有節」；如果心火為情慾所激而動之太過，相火就「動而不得其正」，成為元氣之賊。

丹溪根據這種「陽有餘，陰不足」的理論，在治療上主張滋陰以降火，「主之以靜」，通過清心寡欲的「靜」以保養陰氣，從而解決陰虛與火旺的矛盾。

張介賓醫易相通說

張介賓，字會卿，號景岳，生於明代（約一五六三—一六四〇），山陰（今浙江紹興）人。張氏不僅醫理精通，醫道高超，而且著述豐富，是我國醫學史上富有影響的大醫學家。張介賓的醫學成就，主要得益於他對周易的苦心研讀和融會貫通。其早年著作《類經》，主要是運用易醫相通的道理注釋《黃帝內經》。而後來的《類經圖翼》，則仿照《易經》的圖符形式，用盡可能簡明的圖象表達深奧的道理，以便「發隱就明，轉難就易」（《類經序》）。

葉秉敬在《類經序》中對其成就贊不絕口，說：「世之能注《易》者，不出程朱，能注《內經》者，不出秦越人、王太僕，景岳一人卻並程、朱、秦、王之四人合為一人。」由此可見其學問的深入和廣博。

張介賓晚年著成六十四卷本的巨著《景岳全書》，更是集醫、易之大成，正如查嗣栗序言中所說：「其義簡，其法賅，其功用正而神，是百氏之正軌，而究其盈虛之理數，析順逆之經權，則又與《大易》相參，而陰陽之道備矣。」（《景岳全書・查序》）

張介賓鮮明地提出易學與醫學相通，二者互相補充，互相印證，不可或缺的觀點，一直為世人所稱道。他指出：「易者，易也，具陰陽動靜之妙；醫者，意也，合陰陽消長之機……醫不可以無易，易不可無醫，設能兼而有之，則易之變化出乎天，醫之運用由乎我，運一尋之木，轉萬斛之舟，撥一寸之機，發千鈞之弩。」（《類經附翼・醫易義》）張氏不僅在理論上主張醫易會通，而且在醫療實踐中身體力行，把我國傳統醫學推向一個新的高峰。概括起來，其醫易相通的理論和實踐，表現於以下幾個方面：

一、人生之理，無不涉及陰陽

張介賓首先用《繫辭傳》「男女構精，萬物化生」的道理來解釋人的生成，指出，「有子之道，必陰陽合而後胎成……所以萬物之生，未有不因陰陽相感而能成其形者，此一陰一陽之謂道也。」（《類經‧藏象類》）

人不但生於陰陽，合乎易理，一旦生下來，其整個身心結構，也無處不展示著陰陽的合成和易理的玄妙，「六十四卦列於外，昭陰陽交變之理也。太極獨運於其中，象心為一身之主也。乾南坤北者，象首腹之上下也。離東坎西者，象耳目之左右也。」（《類經附翼‧醫易義》）

他認為，人體的臟腑與乾坤兩卦的卦象極其相似，具體說，就是坤卦的卦象與臟相似，乾卦的卦象與腑相似：「（坤卦）自初六至上六為陰為臟，初六次命門，六二次腎，六三次肝，六四次脾，六五次心，上六次肺；（乾卦）初九至上九為陽為腑，初九當膀胱，九二當大腸，九三當小腸，九四當膽，九五當胃，上九當三焦，知乎此，而臟腑之陰陽，內景之高下，象在其中矣。」（《類經附翼‧醫易義》）

張氏對命門與腎臟尤其重視，認為其結構類似坎卦的卦象：「命門象極，為消長之樞紐，左主升而右主降，前主陰而後主陽，故水象外暗而內明，坎卦內奇而外偶。腎兩者，坎外之偶也；命門一者，坎中之奇也。以一統兩，兩以包一，是命門總主乎兩腎，而兩腎皆屬於命門。故命門者，為水火之腑，為陰陽之宅，為精血之海，為死之竇。若命門虧損而五臟六腑皆失所恃，而陰陽病變無所不至。」（《類經附翼・三焦包絡命門辨》）

張氏在論述人生之生理時，還創造性地將陰陽區分為先天無形之陰陽和後天有形之陰陽。前者亦被其稱為元神元陽，後者指氣血、臟腑、寒熱等。二者相比，前者是根本，「元陽者，即無形之火，以生以化，神機是也，性命繫之，故以曰元氣；元陰者，即無形之水，以生以立，天癸是也，強弱繫之，故曰元精。元精化氣者，即化生精氣之元神也，生氣通天，惟賴乎此。」（《傳忠錄・陰陽篇》）然而不管是先天陰陽，還是後天之陰陽，在人體中都必須是相互融合，且處於平衡狀態，方保肌體之健康。「陰陽作合，原不相離，所以陽中必須有陰，陰中必須有陽，儒家謂之互根，道家謂之顛倒，皆所以發明此理也。如離火屬陽居南而其中則偶，是外陽而內陰也；坎水屬陰居北而其中則奇，是外陰而內陽也。震、坎、艮是為三男，而陰多於陽，巽、離、兌是為三女，而陽多於陰。」

（《類經・藏象類》）。

因此，在人體中，這一原理有多方面的體現，如血無氣不行，氣無血不附；臟腑之間在於陰陽相配，經絡之間在於相互表裡，營衛之間須和諧，水火之間須相濟，升降須相因等。而當陰陽出現不調和時，身體就處於病態，就需要立刻加以調治，而調治的根本，就是使陰陽恢復平衡，「動極者，鎮之以靜；陰亢者，勝之以陽。」（《類經附翼・真陰論》）

二、辨證施治，不離易理

張介賓認為，疾病的根本在於陰陽失去平衡，其具體表現，又在於表裡、寒熱、虛實之間的不平衡。「陰陽既明，則表與裡對，虛與實對，寒與熱對，明此六變，明此陰陽，則天下之病固不能出此八者。」（《傳忠錄・明理》）

這就是說，雖然人體之病表現出千姿百態，切不可為其表面現象所迷惑，它們均不能逃脫表裡、寒熱、虛實等六變的範圍。例如，表證一般為陽，裡證一般為陰，但表裡又各自有虛實之分和寒熱之別，有時表現為表寒裡熱，有時表現為表熱裡寒，需要靈活掌握。但萬變不離其宗，因為它們之間的不平衡，均可歸結到陰陽之間的不平衡，「醫道雖繁，而可以一言而蔽之，曰陰陽而已」，「陰陽無誤，治焉有差。」（《傳忠錄・陰陽篇》）所以病理變化，均可類比為陰陽之消長。他還用卦象比喻說，「泰為上下之交通，否是乾坤之隔絕，既濟為心腎相諧，未濟為陰陽各別。」（《類經附翼・醫易義》）

張氏還以卦象解釋五行生剋承制的道理：「離火臨乾，非頭即藏；若逢兌卦，口肺相連；交坎互相利害，入東木火防炎；坤艮雖然喜暖，太過亦恐枯乾；坎為木母，震巽相便，若逢土位，反剋最嫌；金木本為同氣，失常燥濕相干；坤艮居中，怕逢東旺，若當乾兌，稍見安然。」（《類經附翼・醫易義》）這種以易理運用於醫的理論完全符合《素問》「亢則害，承乃制，制則生化」的原理，所以在治療上，張氏堅持，既要不離開原則，又要靈活變通。

其原則是，凡有「亢進」之徵象，不管是過熱還是過寒，都要加以制約，「故凡治病之道，必確知為寒，則竟散其寒，確知為熱，則竟散其熱，一拔其本，諸證盡除矣。」（《傳忠錄・論治篇》）在堅持原則的前提下，又不能忘記易學的變通觀。因為有時病情會以假象示人，這時就不能死搬硬套「寒者熱之，熱者寒之」的方法，「以熱藥治寒病而寒不去者，是無火也，當治命門，以參熟桂附之類，此王太僕所謂『益火之源以消陰翳』，是亦正治之法也；又如熱藥治寒病而寒不退，反用寒涼而癒者，此正假寒之病以寒從治之法也。」（《傳忠錄・論治篇》）

三、陽中求陰，陰中求陽

張介賓不同意朱丹溪「陽常有餘，陰常不足」的觀點，認為人一生之活者，全賴陽氣，如果沒有陽氣，就像秋冬之水，土得之不生不長。但就人體而言，卻常常是陽氣易失，「一生之生氣，何莫非陽氣為之主……陽強則壽，陽衰則夭……難得易失者，惟此陽氣，既失而難復者，亦惟此陽氣。」（《傳忠錄・陽不足再辨》）既然是難得易失之物，就成為人身之寶，所以行醫者「日慮其虧亦非過」。

在具體表現上，許多病看似熱證，實則是虛熱，即寒證表現為熱證，「熱證明顯，人多易見，寒證隱蔽，人多不識……孰知實熱為病者，十中不過三、四，虛火為病者，十中嘗見六、七。」（《類經附翼・求正錄・真陰論》）所以張氏在用藥治病中，常常以溫補為主，但其溫補的途徑，不是在陽中求陽，而常常是陰中求陽；因為他追求的最終境界，不是讓陽勝過陰，而是陰陽之間的平衡。所以在實施溫補時，常常奉行「陽中有陰，陰中有陽」的原則，「陽失陰而離者，不補陰何以收散亡之陽；水失火而散者，不補火何以蘇垂寂之陰；此又陰陽相濟之妙用也。故善補陽者，必於陰中求陽，則陽得陰助而生化無窮；善補陰者，必於陽中求陰，則陰得陽開而源源不竭。」（《新方八略・補略》）

伍沖虛「順成人，逆成丹」的理論

伍沖虛，名守陽，明末南昌人，龍門派第八代傳人，曹遠陽弟子。伍沖虛少年家貧，性高潔，酷愛丹經，深研易理。為學習易理丹功，不惜棄置家園，從師學習十九年，始學成。因為親自體會到世人學習丹術之難，遂有志於著書立說，「以二筆救天下後世迷」。所著《天仙正理直論》、《仙佛合宗》等，旨在「掃盡旁門，獨標精義」，著實將龍門派丹功向前推進了一大步。其獨創之處，主要靈活地運用了「一陰一陽之謂道」的易理，然後依此為核心，將儒、道、釋三教丹功有機地融為一體，稱之為三教圓融。其書稱之為《仙佛合宗》，其理在此。

伍氏自稱，他的著作之特點，就是將過去丹功中許多不傳之秘，直接道出，而不像其它某些丹書那樣，遮遮掩掩，借喻兜圈。他之所以這樣做，是因為考慮到，遮掩和兜圈子的做法雖然能有效地阻止心術不正的人學丹，但也阻止了有志學道的善良人學道。儘管這種人「截斷世法塵勞，決志學道。滿目是萬千法門，竟不見何者為仙道，不知向何處覓仙道，此甚可憐」。正道不行，邪道就猖獗，「偽者自癒熾說，遍天下而迷人」，這些人遍世界談道，使迷信和淫邪之氣到處流行，使初學者「所聞所知，全在淫邪巢臼中……此又甚可恥」。

面對這一情況，他感到不安，認為最可行的辦法是著書立說，「唯成書可以代面命，雖遍天下，盡後世，凡見者，皆可數其迷惑」，「以此大迷之世，而論說之宜直、宜淺，其可少乎哉？……，泄萬古聖真密旨天機，書之遍與凡夫言，固有罪矣，但後來聖真，得明道於論說之所，豈不是此莫大之功乎？」（《天仙正理直論‧後跋》）這也許是其書稱為「直論」的良苦用心。

那麼，伍沖虛究竟「圓融」和「直論」了些什麼？概括起來，有以下幾點：

一、伍氏認為，所謂「修道」，不是修抽象的道，這裡的「道」，主要指「人所以生之理」，「道之用於化生，謂之精、炁、神，化生而為人之身，故精、炁、神之化生人，即是道之化生人……既生，有其身，由精、炁、神旺盛則生得所養而全天年，由道也；精炁衰竭則形枯而致死，亦由道之所致。」（《天仙正理直論・道原淺說篇》）所以說，「修道」，「即此得生之理，保而還初，使之長生而不死之法。」（《天仙正理直論・道原淺說篇》）「保而還初」的意思是說，人之所以具有生命，其源在於道，如果說「一陰一陽造成了道」，那麼就可以說「一性一命造成了人」，這就是伍氏所說的「生之理」。

「得生之理者，一陰一陽為一性一命，二者全而為人也。」（《天仙正理直論・道原淺說篇》）這樣以來，他就不知不覺地將人的「性命」同易的「陰陽」聯繫起來，使二者成為可以互相轉換的概念，同時也就不自覺地將易理與修道的道理緊緊地聯繫起來。

伍氏根據陰陽消長的易理，將以往的丹經理論作了許多簡化處理。例如，過去人們談論煉丹時，常常把精、氣、神稱為上藥三品，伍虛沖則將三歸併為二，認為精和氣其實可以合併為炁，這樣就只剩下神和炁二元。「仙道簡易，只神二者而已。」「一神一炁即是一陰一陽。」（《天仙正理直論・序》）正好同《易》的「一陰一陽之謂道」相對應。「何以謂之陰陽性命？未有人身之先，總屬虛無。如《易》所謂無極而太極是也。」（《天仙正理直論・序》）「無中恍惚，若有一炁」。此炁久靜而一，漸動而分，陽而浮為天，比如人之有性也；陰而沉為地，比如人之有命也。」「陰陽相交之氣而遂生人。」所以人一生下來，便已經有陰陽二炁。即「人身一小天地者也」。

伍氏進一步指出，有此陰陽二炁，順行而得以生人。「順行」生人的過程中有三次變化：一是父母初交，二炁合為一炁而成胎。二是完胎十月將產之時。此時胎中有炁為命，有神為性。三是產後長大成人，到十六歲時，精炁旺極。這種先天炁，不同於一般的氣，也不同於普通人說的精液。伍沖虛稱之為「腎中真陽之精」，認為「人從此炁以得生，亦修此炁而長生」，所以修即修命，炁與人的「命」相對應。

「神」亦被伍氏稱為元神或元性，亦指神通。他認為，煉丹者如修到以神馭炁，即有了神通，即我們現在說的特異功能。神從何而來?伍沖虛解釋說，在順行生人的第一次變時父母交合，二炁變為一炁，此炁還只先天一炁。而母腹中胞胎呼吸元神，胎漸變為人形時，神和炁尚未分離，只有當嬰兒隨母親呼吸而呼吸時，神和炁才開始分離，但此時的分離尚不徹底。這時候，胎中漸生五臟，心腎分立。神藏於心，炁藏於腎。「神即性，是心所有，固不離心；炁即命，是腎中本有，固不離腎。」（《天仙正理直論・道原淺說篇》）神與炁分離後，各自又一分為二，如分為動時和靜時。雖然有「分」，神和炁卻總是密切聯繫著。例如，雖然神有動靜之分，炁亦有動靜之別。但基本上是，「神動炁即動，神靜炁即靜」。及至人發育到十六歲時，神和炁功能成熟。此時炁動於中而馳於外，到達陽關，炁一發動，神亦發動，化為情慾，亦到陽關。此時之神，「有通天徹地之能，亦有知內知外之能。內外總攝於一神。內有動，神也知；外有動，神也知。馳於知外，世人多墮於世事。」（《天仙正理直論・道原淺說篇》）

與此同時，亦化精，生出情慾性愛。這就是順而生人的總體過程。

人要成仙成道，就必須經歷一個反向過程，使消耗的神和炁得以恢復，所以要兼修元神和元炁，修元神即修性，修元炁即修命。炁必以「神」馭之，才能長生長住。所以說「神為修長生之主」，但神又離不開炁，沒有在炁，神就沒有附著，所以「炁為修長生之基」，這就是所謂「性命雙修」。

而所謂「修」，又是一種逆行功夫。將生命中外耗的神和炁返回到原初狀態，最終是二者合而為一。伍沖虛分析說，「炁為長生之本」，但世人一生之行為，無不是以消耗此炁為代價。此炁耗盡之時，亦人喪命之日。但是，如果能設法返還得此精炁，就能長生。但炁又不是單獨就能返還的。神與炁是相互依存的關係，「少神則炁無主宰不定，少炁則神墮頑空不靈」。也就是說，還炁必須靠神的控制力量，方能進行。神究竟如何控制炁呢？這就涉及到修煉的關鍵或秘機。伍沖虛稱此為「動機」。

所謂「動機」，即指炁將動而成為精液而未成精液之關鍵時刻，此時修道者只有兩條道路可選擇：或是順而成人，最後死亡；或是逆而成仙，達到長生。一句話，這是人生的一個十字路口。此時如果讓炁變為精液，就有可能生人；反之，如果設法使將動之炁靜止下來，不轉變成精，而是返回先天炁位，就可以成仙。此「動機」究竟由誰把握和主宰？伍沖虛回答說：主宰者為神。

「夫炁此雖動，不得神宰之，而順亦不成精。」同樣，「不得神宰之，而逆亦不返炁」。修煉的關鍵，在於元炁一動，元神即覺，所以「元炁發動之機」，也必須是「元神妙覺之機」。

具體說，神一察覺此機，便指導人體作出諸如「勒陽關」的動作，陽關一勒，元炁不再變精。久而久之，便走上長生之路。「始也，我主宰閉之不令出。

及滿足，則關自閉矣。凡有精，則求出路。無精以通，路固自閉。」所以說，「修動一閉，即得長生；人人得閉，人人長生，無有異者。」（同上）

二、揭示了修道方法中的種種關鍵。伍沖虛強調先天炁的回歸，必須通過後天呼吸作用。他揭示出這樣一個以往不傳之密：修道者必須切切記住，在精、氣、神三者之中，神與精只用先天，忌至後天，因為先天的神與精，即元神和元精，是有變化有神通之物，至後天，便轉變為思慮之神，再無神通可言。但氣就不同了，不管是先天炁還是後天氣，都是修道之不可少。元炁雖是「超劫」之本，卻「不能自超」，必須用呼吸以成其能。故曰：「有元炁，不得呼吸，無以採取、烹煉而為本。有呼吸，不得元炁，無以成實地長生轉坤入定之功。必兼有二炁，方是長生超劫運之本也。」（《天仙正理直論・先天後天二炁直論第一》）

後天呼吸雖然重要，但必須知道怎樣呼吸和何時呼吸，才能有效。換句話說，這種後天呼吸不是人們不自覺狀態中進行的自然呼吸，而是一種由意識控制對於自然呼吸之順序的「逆轉」。「元炁固要逆修，而呼吸之炁亦要逆轉。不逆轉，則於凡夫口鼻咽喉浩浩者何異？所以言真呼吸者如此。」（《天仙正理直論・先天後天二炁直論第一》）

然而這種逆轉是怎樣完成的？伍沖虛在解釋時用了《易》的乾坤闔辟的原理：「當吸機之闔，我則轉而至乾，以升為進也。當呼機之辟，我則轉而坤，以降為退也。」（《天仙正理直論・先天後天二炁直論第一》）這句話的意思是：在自然呼吸中，每當吸氣而入時，肺部和肚皮自然漲大，而在氣功的呼吸中，我偏要反其道而行之，在吸氣的同時，肚子回縮，讓氣流上升。而在自然呼吸之呼出的時刻，我讓上升的氣下降，以致肚皮不再呈收縮狀態，反而漲大。「乾天在上，自下而上，機似於吸入，故曰闔，曰升，亦似古之言進升於乾，本為採取之旨。坤地在下，自上而下，機似於呼出，故曰辟，曰降，亦似古之言退降於坤。本為烹煉之旨。」（《天仙正理直論・先天後天二炁直論第一》）

這種逆轉的呼吸被伍沖虛稱為「後天之真呼吸」，以區別於自然呼吸。這種真呼吸，能夠「徹於蒂」，即「直通炁穴」。其言外之意是很清楚的：既然直通穴，就可以伴隨吸氣的「上升」動作，把即將化為精液、向下流出的元炁調回到神（心）的位置；與此同時，又可以伴隨呼氣的下降動作，不斷將元神送到炁位（腎）。通過這種往來不停的呼吸作用，神與炁達到合一，這就是所謂的「結丹」。在另一個地方，伍沖虛又稱這種顛倒呼吸為「回風」。

他先是引用《心印經》的「回風混合，百日功靈」這句話，然後解釋說：「回風者，回旋其呼吸之喻也。混合者，因元神在心，元炁在腎，本相隔遠。及炁生而馳外，神雖有知而不能用者，無混合之法也。故此經示人用呼吸之氣而回旋之，方得神炁歸根復命而混合之，方得神宰於炁而合一。倘無回風之妙用，則神雖在宰炁，亦未知炁曾受宰否。此為煉金丹至秘至要者，若用於百日之功，則靈驗已顯。」（《天仙正理直論・火候經第四》）

意識或神代表的這種反向力量，也被稱之為「用火」。用火即用意。而用意又必須選擇元炁最容易化為精液的適當時刻。如果用意的時刻選擇準確，就稱為「火候」，「火候本只寓一氣進退之節，非有他也。」（《天仙正理直論・火候經第四》）按照易理，半夜子時，是一陽發動的時刻，元炁最易於化為精液，所以用意最好在子時進行，所以子時是最適當的火候。

但伍沖虛認為，對於「子時」，不應當刻板理解，它只是一種比喻，比喻所有的「一陽發動」的時刻。所以，凡是煉功者感覺到「一陽發動」時，都意味著「子時」已經到來，都是用功的時候，所以稱這種「子時」為「活子時」。「天道一日十二時本有子，夜半之時也。丹道雖喻子，而非可執按其子者，於此十二時中皆可有陽生、火生之子。故稱曰真活子時。」（《天仙正理直論・火候經第四》）因此所謂氣功，就是選擇這種「活子時」，施行上述的顛倒呼吸，即伍沖虛的老師曹遠陽所說「子卯午酉定真機，顛倒陰陽三百息」是也。

由於伍氏對易理進行了創造性地和靈活地應用，使我國的養生理論邁上了一個新的臺階，其貢獻是巨大的。

《性命圭旨》的性命之學

《性命圭旨》，又名《性命雙修萬神圭旨》，作者不詳，本書第一卷第三節「邪正說」偶爾提到本書作者時這樣說：「幸吾師尹真人出，欲續大道之一絲，以復無名之古教。於是剪除繁蕪，撮其樞要，掃諸譬喻，獨露真詮。」可見此書之大旨，原出自尹真人，而動筆行文者，為其學生。此書從明代開始流傳，受到養生修道之士的高度重視，成為最有影響的丹書之一。

此書與易學有著密切的淵源關係。其首卷首篇「大道說」開篇即示：「庖羲上聖畫八卦以示人，使萬世之下知有養生之道。」明確指出了本書所論之養生之道的易學根據。又說「廣成子謂皇帝曰，至陰肅肅，至陽赫赫；赫赫發乎地，肅肅出乎天……廣成子之謂天矣，周公易曰：君子終日乾乾。孔子翼曰：終日乾乾，反覆道也。」此處很自然地就把養生之道同《易經》中最核心的概念「陰陽」和「道」聯繫起來。作者進一步提出，氣功修煉中所追求的元炁，也就是易學中所說的「太易」。「道也者，果何謂也？一言以定之曰，炁也……一炁動蕩，虛無開合，雌雄感召，黑白交凝，有無相射，混混沌沌，沖虛至聖，包元含靈，神明變化，恍惚立極，是為太易。」這樣他就把太易、陰陽和氣功養生中追求的元炁合而為一，成為不可分割的東西。

不僅此書的中心主題與易學有關，整部書的思路、標題及結構等，都借鑒了《周易》。例如，為闡述性命雙修之秘訣。作者採取兩條措施，一是仿《易經》，對歷代煉丹術中凡是作者認為不可能用文字清楚表達的部分，一一按圖應象，以具體的形象說明之，從而構成本書的圖解部分；二是仿照《易經》，把歷代丹師僅以口語相傳的秘密，按輕重次序，分為元、亨、利、貞四大卷，加以系統的解釋和說明，構成本書的「說」的部分。

元卷載圖二十七幅，有三聖圖、太極圖、反照圖、時照圖、內照圖等；解釋學說二十五種，有大道說、性命說、死生說、邪正說等。

亨卷有圖八幅，如涵養本原圖、洗心退藏圖、龍虎交媾圖、法輪自轉圖、行立坐臥四禪圖等。其學說部分包括對修煉口訣的介紹和解釋，對修煉法則和工夫的說明，包括涵養本原救護命寶口訣、退藏沐浴功夫、玉液煉形法則等。

利卷有圖七幅，包括採藥歸壺圖、聚火散金圖、長養聖胎圖、乾坤交媾圖、周天旋璣圖、火候崇正圖等；口訣部分有天人合發採藥歸壺口訣、乾坤交媾去礦留金口訣、靈丹八鼎長養聖胎口訣；法則有行火候法等。

貞卷有圖九幅，包括嬰兒現形圖、真空煉形圖、脫離苦海圖、超出三界圖、現盧正果圖等；口訣和解說部分包括嬰兒現形出離苦海口訣、真空煉形法則、移神內院端拱冥心口訣、本體虛空超出三界口訣等。這眾多的圖和說，將周易的「一陰一陽之謂道」和陰陽相交、合一的原理，系統而又生動地運用到氣功修煉的實踐中，給人以耳目一新的感覺。其中下述問題尤為重要：

一、修道的起點

作者運用易學「原始要終，故知死生」的原理，指出，這裡的「原始」，就是作為「無始之始」的「乾元」，其實也就是佛教說的「本來妙覺」；而「要終」則是作為「無終之終」的「道岸」，或佛教的「無餘涅槃」。這個「原始要終」是生之所以生的原因，也是不死之所以不死的原因，不知道這個東西，就要墜入生死的輪迴。作者運用易經的道理解釋說，人剛生下時，是作為純陰之體的赤子，屬於坤卦。到十六歲時，已盜取天地元炁三百六十銖，再加上原父母二十四銖，共三百八十四銖，合乎周天之數，成為全陽，乾卦。

此時如果得到師傅指導，就會保住原始的「乾元妙覺」，進入永恆，即所謂「修煉性命，立可成功」。不然的話，就會隨著年齡的增長，逐漸消耗已經得到的元炁，到六十四歲時，所得到的全部元炁，耗散至盡，復回到純陰的坤卦，此時修煉，為時已晚，不能挽回死亡的命運。

作者由此得出結論說，原來生和死都是一種機遇；即「無死機不死，無生機不生」。但如果掌握了其發生變易的規律，就會改變它和控制它。例如，生死的順序是「虛化神，神化氣，氣化血，血化形，形化嬰兒，嬰兒化童，童化少，少化壯，壯化老，老化死」。作者認為，這種順序是完全可以改變的，如果打破上述循環，生死之機就會為人把握。打破的關鍵在於人心。

「有生死者，身也；無生死者心也。敦復則心生，迷復則心死……一切眾生

具有本來一靈真覺，但昏惑不見，使天命之性，浪化遷流……失身於異類。」（《性命圭旨・死生說》）

在這裡，作者把心等同於《周易》中說的乾元，而不是指人的生理之心或心理之心。此心是「人心虛靈不昧的一竅」。此竅「廓然無際，神妙莫測」，「渾然大中，不偏不倚」，「粹然至善，純一不雜」，「圓洞明澈而無礙」，「未有天地萬物之先這個元是如此，既有天地萬物之後這個元只是如此」，它「至無至有，至有至無」，「乃乾坤之靈體，元化之樞紐，人人性命之本原……太易之謂太極……大舜之謂中，孔子之謂一」（《性命圭旨・中心圖說》）。

此心總與性相聯，所以修煉也叫「修心養性」，「儒曰存心養性，道曰修心煉性，釋曰明心見性。心性者，本體也。儒之執中者，執此本體之中也；道之守中者，守此本體之中也；釋之空中者，本體之中本洞然而空也者。道之得一者，得此本體之一也；釋之歸一者，歸此本體之一也；儒之一貫者，以此本體之一而貫之也……中即一之藏也，一即中之用也……天地人之大道，原於此也。」（《性命圭旨・大道說》）所以說「三教大聖人修道是修這個，成仙作佛也是這個。」（《性命圭旨・涵養本原》）

然而如何才能返回到這個原始的「乾元」或「太極」？作者指出，唯一的途徑是修煉，修煉的關鍵又是了悟性命之學，把性命雙修作為修道的關鍵。那麼究竟什麼是性命？在作者看來，性即元始真如，命是先天一炁。性命之所以降臨到人身上，在於男女構精，陰陽相搏，使性命妙合。妙合之後，二者便再不分離，即所謂「性無命不立，命無性不存」。

人有性命，但這個性命又不同於人的身心。雖然說身心是精神之舍，精神又是性命之根；性之造化繫於心，命之造化繫於身；但由於心有思慮念想，所以心會妨礙性，從而使人的性有來去；由於身體有舉動應酬，所以身體也會累及命，使命有生死。這種有來有去有生有死的性命，不再是本真的性命，而是氣質之性和分定之命。而修煉就是以天賦之性克氣質之性，以有形氣之命付分定之命，最終目標就是找回自己的真性命。「我之真性命，即天地之真性命，亦即虛空之真性命也。」（《性命圭旨．性命說》）

這個真性命無來無去，無生無死，與天地同在。「不得性命之真，良可嘆也。」如果說人在離開母腹時的性命為「自為性命」，「必於自為性命中養成乾元面目，露出一點真靈，才算是找到真常性命（《性命圭旨．性命說》）。修煉之所以要性命雙修，在於性命原是妙合天地，如果只修性，就把性所依附的根基漏掉了，從而失於空寂；而只修命，又把上天造命的原理工夫疏漏了，其結果是「非執於有作，則失於無為。」所以，「夫學之大，莫大於性命。」「聖人之學，盡性而至命。」（《性命圭旨・性命說》）

二、修煉步驟與法則

作者指出，修煉的關鍵就在於返回乾元，即老子所說的「歸根復命」、「返樸還淳」，而最重要的途徑就是「致虛守靜」。具體又可分為循序漸進的九個步驟，即：一「涵養本源，救護命寶」；二「安神祖竅，翕聚先天」；三「蟄藏氣穴，眾妙歸根」；四「天人合發，採藥歸壺」；五「乾坤交媾，去礦留金」；六「靈丹入鼎，長養聖胎」；七「嬰兒現形，出離苦海」；八「移神內院，端拱冥心」；九「本體虛空，超出三界」。此九個步驟由淺入深，由易到難，由偏重於修身到偏重於修性，最後達到乾元至境。

作者指出，這九個步驟的修煉合稱金丹大道，而學習修煉，就要學這種金丹大道。這種金丹大道看似步驟繁雜，但如果掌握了基本原理，就不難成就。作者在「涵養本原　救護命寶」中指出，這種基本原理就是易學的變易原理。而修煉中最能促使這種變易發生的東西，就是人心，因此人心乃是修煉的關鍵。作者指出，人心其實是人「有之則生，無之則死」的東西，也是人之能夠作到長生不死的根本。對這個根本，儒家稱之為「靈臺」，道家稱之為「靈關」，釋家稱之為「靈山」，其實就是人們通常所說的「妙覺真心」或「玄關一竅」。「離此心別無玄妙」。所以修煉的根本和基礎，就是修這個心。

更具體說，就是要「觀心」和止念，把遮蓋在本然之心上面的東西消解和穿透，直指心的本體。這個本體同乾元是一體的，它「獨立無依，空空蕩蕩，光光淨淨，永不生滅。」（《性命圭旨・涵養本原　救護命寶》）

但遺憾的是，「百姓日用而不知心，如魚在海而不知水。」（《性命圭旨・涵養本原　救護命寶》）這就是不覺悟，不覺悟就是迷心，所謂覺悟，就是明心。「但能培養本原，觀照本竅，久則油然心新，浩然氣暢，凝然不動，寂然無思，豁然知空，了然悟性。此所謂皮膚剝落盡，一真將次見矣。工夫至此，自然精神朗發，智慧日生，心性靈通，隱顯自在……自然有一段飛躍活動之趣，自然有一點元陽真炁從中而出降黃庭，如釜貫尾閭，穿夾脊，上沖天谷，下達曲江，流通

百脈。……眾病滅消。」（《性命圭旨・涵養本原　救護命寶》）

作者指出，通常所說的「頓悟」，就是直指此「妙覺真心」；漸進則是指一步步接近這個本心。只要能直接面對本心，人就返回到本元。

在「乾坤交媾　去礦留金」一節中，作者又對返回本原或真心時，身體中發生的變易作了更為具體的描述。作者指出，觀心和止念發生之時，就是分離的陰陽達到重新的妙合之日，此時狀態，易學稱之為坎離或鉛汞。

所謂坎離鉛汞，就是「陰中含陽，陽中藏陰」，亦即陰陽交媾所形成的混成狀態，對此狀態，歷代丹書曾經使用過多種不同的比喻，賦以各種不同的名稱，「如論頂中之性者，喻之汞也，龍也，火也，根也，日也，魂也，離也，乾也，己也，天也，君也，虛也，兔也，無也，主也，浮也。如論臍中之命者，喻之為鉛也，虎也，水也，蒂也，月也，魄也，坎也，坤也，戊也，地也，臣也，實也，烏也，有也，賓也，沉也。」（《性命圭旨・乾坤交媾　去礦留金》）

但，「千言萬論，不過引喻（鉛汞）二者之名耳」。所以雖說是箇箇單單兩個字，卻可以「了盡萬家書」。而兩個字，元只是一個理，「盲修者，歧而二之，若真修者，合而一之。」（《性命圭旨・乾坤交媾　去礦留金》）所以關鍵在於二者相和。更為具體地說，就是要在作到「盡性」的同時，必須同時作到「至命」；而「取坎」的同時，必須緊跟「填離」。相合是終態，在此之前是與觀心和止念同時發生的陰陽顛倒。

在作者引用的大量修煉口訣中，許宣平的一首歌，將這種道理說得最明白：「天上日頭地下轉，海底嬋娟天上飛，乾坤日月本不運，皆因斗柄轉其機。人心若與天心合，顛倒陰陽只片時。龍虎戰罷三田靜，拾取玄珠種在泥。」（《性命圭旨．乾坤交媾 去礦留金》）

因此，修煉就是「守一」，就是「觀心」，就是要將心思集中於丹田或泥丸處，讓鉛汞在那裡相互作用，造成神奇的「一」的狀態。

這個「一」的狀態，即《周易》所說的「乾元」狀態，正如作者指出的，如將此狀態「分之為二，陰陽之根底也；分之為五，五行之樞紐也，又分之為八，八八六十四而為河圖之數也，又分為九九八十一，而為洛書之數也，又散之為萬，生生化化萬物之綱維也。羲文得其一，而周易興焉。」（《性命圭旨．乾坤交媾 去礦留金》）明確道出這種「一」的狀態與《周易》的關係。

作者形容說，這種「一」的狀態，也就是「變易」的狀態，在這種狀態中，陰陽之間處於一種最和諧的關係和互補的狀態，造就了春天特有的生機，此時「夫唱婦隨，龍吟虎嘯，陰戀陽魂，陽抱陰魂，鉛精汞髓，凝結如珠……此際玄珠成象，礦去金存……斯時也，溶溶然，如山雲之騰太虛；霏霏然，似膏雨之遍原野；……百脈沖和，而暢乎四體，真個是拍拍滿懷都是春也。」（《性命圭旨・乾坤交媾　去礦留金》）

總之，《性命圭旨》以淺顯、流暢、生動的語言，以生動的圖象，對易變陰陽之道進行了深入的發掘、全面的綜合和最大限度的發揮。它總結了歷代丹經記載的經驗，豐富了我國氣功養生理論，為後人的研究提供了豐富的材料和知識，十分值得研究一下。

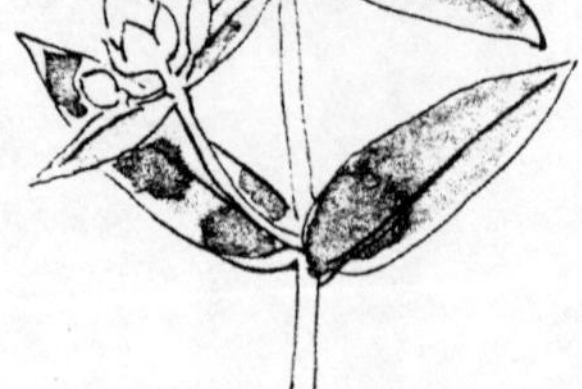

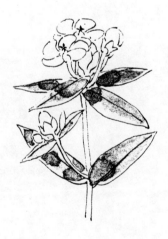

結束語 《周易》與現代氣功科學

以上是我們對易學與我國氣功和養生理論之密切關係的簡單歷史回顧。這些根據易學理論而產生的養生理論和實踐是我國文化寶藏的重要組成部分，也必將成為世界文化寶庫中不可缺少的一支。它們必然越來越為世人所重視，也必將受到越來越多的開發和利用。

對現代科學和人文學的種種進展稍作回顧，我們就會發現，現代人的生命意識和環境意識與我們古老的《周易》中包含的「一陰一陽之謂道」及其陰陽之間互相作用和消長的種種原理，有著越來越多的暗合之處。

例如，在人文學領域，先是結構主義在強調共時態的空間結構的重要性的同時，而極力貶低按照時間發展的歷時順序，甚至一度要時間性的「主體」讓位於空間性的「結構」；緊接著是解構主義不滿足於結構主義對世界的這種靜態描述而一改結構主義的苦衷，把「結構」看成是內容的積澱物，從而使用任何結構都伴隨著對自身的解構——這種解構當然不單純是把原有的結構拆開來或者破壞，而是在解體原來結構的同時，把積澱攪動起來，讓積澱的意義翻到表面，在旋轉和碰撞中形成新的結構和新的意義。

這種所謂解構，其實十分類似於《周易》中說的變易，因為變易不管是在我國古代，還是在西方現代，都是讓結構由原來已經趨向死板的平衡態轉變為不平衡的動態，然後再進入新的高級的平衡，這種新的平衡就是讓原來的結構在偶然的變易中解體，在新的機遇中達到新的組合。在很多時候，重新組合就意味著讓那些看似相互矛盾的要素重新和諧地交混在一起，生成新的實體。而相互交混，就有點類似我們說的「陽中有陰，陰中有陽」，而由此種混成所表示的新的意義就決不能用已有的意義系統去界定和理解。

這就好像氣功養生中陰陽之間不斷相互作用，不斷生成新的高級實體，並且分成從實到虛，從低級到高級的多種層次，每個新的層次都不能用原來的定義去理解一樣。

與此同時，自然科學中也有種種與易學相類似的發現，量子力學中基本粒子碰撞實驗表明，當把某些粒子放置到一起時，它們就會因碰撞而發生奇妙的變化，這種變化不是老的粒子分裂，而是新的粒子的生成。按照常識，「分裂」意味著由「一個」分為「多個」。既然是由一變為多，所變成的任何一個，都理應和原來的「一」性質上一樣，而且肯定要比原來的「一」輕一些和小一些。然而試驗結果卻推翻了常識：經碰撞而分裂成的東西不僅沒有變小變輕，連性質也跟原來大不一樣了。

這一現象使人們認識到，在微觀領域中的粒子與粒子之間的碰撞與宏觀領域中發生的種種碰撞是不一樣的：這種碰撞就好像不是碰撞，倒像是一個特殊的對話或性交，因為它們在碰撞後都會迅速生成新的東西，就好像是一個西瓜分裂成了一個蘋果和一個梨子。

這一事實給人的啟發是：那曾經支配人們思想意識活動的「因果決定論」，只是在一定範圍內行得通（如牛頓力學的範圍內），超出這個範圍，就不起作用了。①就像是陰陽相互作用形成道不能用因果論去認識一樣。

更令人鼓舞的是，符號學和現代生物學的結合，得出了同樣的發現：生命也許是起源於不同物種之間的碰撞、拼接和對話，而不是像達爾文說的那樣，全是起源於物種之間的相互競爭和適者生存；新物種的生成方式也許是一種類似陰陽相互作用突然生成新物的「突現」，而不全是達爾文說的循序漸進或線性進化。為什麼一個原本死的地球會變成一個活的地球？光靠進化論是難以說通的。生物學和符號學等領域的研究證明，也許從地球生成的那天起，就開始了不同物種間的相互合作和相互支撐，地球上的動植物和適宜於動植物的二氧化碳和氧氣可能是互為生成的。

生命形式的出現改造了空氣、地表、海洋和湖泊的性質，而它們的質變反過來又使地球更適宜於各種生物的居住，從而促使更多種類的生物形成。隨著物種間相互作用的機會越多，物種的種類也就越多。

這就是說，地球這個巨大系統中一旦有了生命體，它自身也就必須成為有生命的東西。因為根據生物學和符號學的發現，任何系統，只要與一個生命系統相互作用，就意味著變成生命的鏡子和投影，發展到最後，其自身就或染上或具備了生命的性質。以後，隨著地球生命品類的越來越多，它們之間的交流和相互作用日趨頻繁和複雜。

各種生物不斷通過符號交流和能量交流，以共生、互惠、互依、共棲、寄生、自養等方式相互關聯，在這些關聯中不斷生發和突變出新的高級的動物。這就是說，新生物的生成不完全是以線性的、決定論的進化方式進行的，其中偶然的機遇占有很大的比例，正如我們每個人生到地球上都是出於一種偶然一樣。

在對上述現象的思考中，科學家們注意到了世界各地的一些神話形象與地球的這種「共生式」生態的相似處。

美國科學家L·托馬斯在其《頓悟：生命與生活》中指出，格力風、鳳凰、聖陀爾、斯芬克斯、曼提考、根剎、麒麟、龍……，這各種不同的神話形象，雖然面貌各異，卻有一種共同的特徵：它們代表了兩種原本是相互衝突的要素或力量的和諧相處。以龍為例，其角為鹿角，象徵溫順，其嘴卻是獅嘴，象徵凶猛。二者一陰一陽，應該互相抵消，然而在龍身上，卻和諧共處。當然，龍所包含的對立不只是一對，它的鷹爪和蛇身，它隱含的爬行和飛行的自相矛盾，無不展示出對立面的統一。

另外一個特點是，這些奇特的神話動物，從整體上看是新奇的，但組成它們的各個「部分」卻是人們十分熟悉的，也就是說，它們的奇特，來自於各種已知生物的奇特的遭遇和混合，但不管怎樣，這種種神奇的神話形象，對於二十世紀的進化論意識來說，肯定是不可思議的。因為根據進化論，這樣一些神話動物是不可能存在的，原因是它們從根本上違背了進化律。再者，它們不僅不是單個生物，而且簡直就是對單個生物類之存在的否定。

從這一點出發，進化論者曾經輕易地得出結論說，這些神話形象，是早期人類夢幻般想像活動的產物，這種想像不合乎科學的邏輯，它們的生成不合乎進化論模式，因而是子虛烏有的東西。

然而有趣的是，在新的科學研究中，科學家們果真在地球上發現了大量與這種神話形象相像的生物。以新幾內亞北部生長的一種屬象鼻蟲類的生物為例。它看似是一個單個生物，實際上卻是多種生物的集合體。它的甲殼的凹入處和夾縫裡長滿了植物，深深地紮根於它的體內。

除此之外，它身上還有壁虱、輪蟲、線蟲和細菌在內的生物，組成一個完整的花園生態系統。

更為奇特的是，這種象鼻蟲一般比較長壽，活得無憂無慮，永遠不用提心遭受食肉動物的侵襲，更不用擔心食物的匱乏。因為一方面，這種生物看上去什麼都不像，而且其身體系統內有一種不合其它食肉動物口味的東西，所以不容易受到攻擊和傷害；另一方面，它自身就是多種生物的合作機構，有製造食物的加工廠，所以永遠有充足的養分。

據L·托馬斯推證，這種動物實際上就是公元三百年左右的秘魯神祇形象的一個原型。這是一個專門保護農莊的神，它的頭上盤繞的一個個發辮實際上都是蛇，有各種各樣的植物從它的兩脅和脊背上生長出來，一種蔬菜般的東西從它的嘴裡往外伸展。它給人的總的感覺是蓬亂、荒雜和野蠻，然而其本性卻是友善的。

與這種神的形象相似的還有準黏殼蟲。它的纖毛其實並不是纖毛，而是一個個螺旋體，每個螺旋體底部的連接處有一卵形的細胞器，鑲嵌在毛膜裡。每個細胞器是一個細菌。所以它不是一個單個生物，而是一組，一個集體。

實際上，類似這種像「徐西亞羔羊」的動植物複合體，在地球上還有很多，在海洋中尤其多見。例如草履蟲，就是蟲和植物的共生體，在斷糧時，它只要呆在陽光裡，綠色的體內共生植物會使糧源不斷，成為一個穀倉。

托馬斯由此得出一個結論：有生命的事物傾向於聚合，相互之間建立聯繫，盡可能和睦共處，以求在各方的體內求生，這也許是大千世界的根本之道。從一定程度上看，這種發現等於印證了易學中的陰陽互補、人與自然互生的原理，雖然它嚴重違背了上個世紀對個體的獨特性和自我完整性的強調。

不管怎樣，不同生物的聚合、共生、相互依賴和聯繫卻是鐵一般的事實，不可避免地成為本世紀科學家們的熱門話題，也是當今西方科學家對中國易學特別感興趣的原因之一。②

基礎科學領域的這些發現，為人們重新認識世界以及重新估價過去的認識方式提出一些新的啟示，並提醒人們，現在該從一個新的視點去看待世界的產生和世界的存在方式了：

世界也許是經由一種偶然的碰撞、對話和其它相互作用自然生成的，而不是哪個人或哪個神按照一個預先設定的模式創造出來的，它的生成帶有非常強烈的偶然性，而不是由某種固定的因果所決定。很明顯，這一認識對東方易學又是一種肯定，因為易學早就認為，世界是由不確定的道生成的。

在科學領域，人們開始重溫伽利略說過的一段話。這段話的大體意思是：如果把偉大的自然比作一本書，它的字母就不過是三角形、四方形、圓形、圓錐形、球形、角錐形和其他一些形狀。也就是說，這本自然之書只是這些字母的不斷重新構造和重新拼接。

現代物理學進一步認識到，這種拼接活動也許比這複雜的多，用來拼湊的東西也更加零碎。它們已經不是伽利略的三角形、正方形，而是一些更加複雜和更加微小的要素。西方科學家克斯特勒這樣總結道：

「從把數學和幾何學結合在一起的畢達哥拉斯，到把伽利略的『拋射運動的研究』與開普勒的『星體軌道的均衡研究』結合起來的牛頓，再回到把『質』與『能』統一起來的愛因斯坦，都可以發現一種統一的式樣和說明一個同樣的問題：創造活動不是像上帝那樣，從無中創造出某物，它只是將那些已有的但是又相互分離的概念、事實、知覺框架、聯想背景等結合、合併和重新『洗牌』。看來，這種在同一頭腦中的交叉生殖或自我生殖，就是創造的本性。對這種交叉生殖，我們可以稱為『兩極的聯合。』」③

誰能否認，這種與上帝造人的宗教模式嚴格區別開來的「兩極聯合」和「交叉生成」模式，不是易學所力主的那種「陰陽互生」、「陰陽交合相混」的方式呢？氣功養生的本質不就是利用體內陰陽兩種不同性質的力量的重新聚合和作用而生成更高級的和不可思議的新的能量和功能嗎？

現代社會科學和自然科學與易學的合拍預示，我國依據易學發展起來的氣功養生理論，不僅會越來越被人們所重視，而且一旦與現代社會科學和自然科學的新發現結合起來，就有可能得到長足的發展，煥發出新的生命力。

①董光璧：《道家思想的現代性和世界意義》，《道家文化研究》，上海古籍出版社，一九九二年版，第一期，第五十頁。
②L·托馬斯：《頓悟：生命與生活》，上海文藝出版社，一九八九年版，第一二三頁。
③克斯特勒：《機器中的鬼魂》，倫敦PAM書店，一九七〇年版，第二一四頁。

大展出版社有限公司
品冠文化出版社

圖書目錄

地址：台北市北投區（石牌）
致遠一路二段 12 巷 1 號
電話：(02)28236031
28236033
郵撥：0166955～1
傳真：(02)28272069

・生活廣場・品冠編號 61

1.	366 天誕生星	李芳黛譯	280 元
2.	366 天誕生花與誕生石	李芳黛譯	280 元
3.	科學命相	淺野八郎著	220 元
4.	已知的他界科學	陳蒼杰譯	220 元
5.	開拓未來的他界科學	陳蒼杰譯	220 元
6.	世紀末變態心理犯罪檔案	沈永嘉譯	240 元
7.	366 天開運年鑑	林廷宇編著	230 元
8.	色彩學與你	野村順一著	230 元
9.	科學手相	淺野八郎著	230 元
10.	你也能成為戀愛高手	柯富陽編著	220 元
11.	血型與十二星座	許淑瑛編著	230 元
12.	動物測驗—人性現形	淺野八郎著	200 元
13.	愛情、幸福完全自測	淺野八郎著	200 元
14.	輕鬆攻佔女性	趙奕世編著	230 元
15.	解讀命運密碼	郭宗德著	200 元

・女醫師系列・品冠編號 62

1.	子宮內膜症	國府田清子著	200 元
2.	子宮肌瘤	黑島淳子著	200 元
3.	上班女性的壓力症候群	池下育子著	200 元
4.	漏尿、尿失禁	中田真木著	200 元
5.	高齡生產	大鷹美子著	200 元
6.	子宮癌	上坊敏子著	200 元
7.	避孕	早乙女智子著	200 元
8.	不孕症	中村春根著	200 元
9.	生理痛與生理不順	堀口雅子著	200 元
10.	更年期	野末悅子著	200 元

・傳統民俗療法・品冠編號 63

1.	神奇刀療法	潘文雄著	200 元

2. 神奇拍打療法　安在峰著　200 元
3. 神奇拔罐療法　安在峰著　200 元
4. 神奇艾灸療法　安在峰著　200 元
5. 神奇貼敷療法　安在峰著　200 元
6. 神奇薰洗療法　安在峰著　200 元
7. 神奇耳穴療法　安在峰著　200 元
8. 神奇指針療法　安在峰著　200 元
9. 神奇藥酒療法　安在峰著　200 元
10. 神奇藥茶療法　安在峰著　200 元

・彩色圖解保健・品冠編號 64

1. 瘦身　主婦之友社　300 元
2. 腰痛　主婦之友社　300 元
3. 肩膀痠痛　主婦之友社　300 元
4. 腰、膝、腳的疼痛　主婦之友社　300 元
5. 壓力、精神疲勞　主婦之友社　300 元
6. 眼睛疲勞、視力減退　主婦之友社　300 元

・心 想 事 成・品冠編號 65

1. 魔法愛情點心　結城莫拉著　120 元
2. 可愛手工飾品　結城莫拉著　120 元
3. 可愛打扮&髮型　結城莫拉著　120 元
4. 撲克牌算命　結城莫拉著　120 元

・法律專欄連載・大展編號 58

台大法學院　法律學系／策劃
法律服務社／編著

1. 別讓您的權利睡著了(1)　200 元
2. 別讓您的權利睡著了(2)　200 元

・武 術 特 輯・大展編號 10

1. 陳式太極拳入門　馮志強編著　180 元
2. 武式太極拳　郝少如編著　200 元
3. 練功十八法入門　蕭京凌編著　120 元
4. 教門長拳　蕭京凌編著　150 元
5. 跆拳道　蕭京凌編譯　180 元
6. 正傳合氣道　程曉鈴譯　200 元
7. 圖解雙節棍　陳銘遠著　150 元
8. 格鬥空手道　鄭旭旭編著　200 元

9. 實用跆拳道	陳國榮編著	200 元
10. 武術初學指南	李文英、解守德編著	250 元
11. 泰國拳	陳國榮著	180 元
12. 中國式摔跤	黃　斌編著	180 元
13. 太極劍入門	李德印編著	180 元
14. 太極拳運動	運動司編	250 元
15. 太極拳譜	清・王宗岳等著	280 元
16. 散手初學	冷　峰編著	200 元
17. 南拳	朱瑞琪編著	180 元
18. 吳式太極劍	王培生著	200 元
19. 太極拳健身與技擊	王培生著	250 元
20. 秘傳武當八卦掌	狄兆龍著	250 元
21. 太極拳論譚	沈　壽著	250 元
22. 陳式太極拳技擊法	馬　虹著	250 元
23. 二十四式/三十二式 太極拳/劍	闞桂香著	180 元
24. 楊式秘傳 129 式太極長拳	張楚全著	280 元
25. 楊式太極拳架詳解	林炳堯著	280 元
26. 華佗五禽劍	劉時榮著	180 元
27. 太極拳基礎講座：基本功與簡化 24 式	李德印著	250 元
28. 武式太極拳精華	薛乃印著	200 元
29. 陳式太極拳拳理闡微	馬　虹著	350 元
30. 陳式太極拳體用全書	馬　虹著	400 元
31. 張三豐太極拳	陳占奎著	200 元
32. 中國太極推手	張　山主編	300 元
33. 48 式太極拳入門	門惠豐編著	220 元
34. 太極拳奇人奇功	嚴翰秀編著	250 元
35. 心意門秘籍	李新民編著	220 元
36. 三才門乾坤戊己功	王培生編著	220 元
37. 武式太極劍精華 +VCD	薛乃印編著	350 元
38. 楊式太極拳	傅鐘文演述	200 元
39. 陳式太極拳、劍 36 式	闞桂香編著	250 元

・原地太極拳系列・大展編號 11

1. 原地綜合太極拳 24 式	胡啟賢創編	220 元
2. 原地活步太極拳 42 式	胡啟賢創編	200 元
3. 原地簡化太極拳 24 式	胡啟賢創編	200 元
4. 原地太極拳 12 式	胡啟賢創編	200 元

・名師出高徒・大展編號 111

1. 武術基本功與基本動作	劉玉萍編著	200 元
2. 長拳入門與精進	吳彬　等著	220 元

3.	劍術刀術入門與精進	楊柏龍等著	元
4.	棍術、槍術入門與精進	邱丕相編著	元
5.	南拳入門與精進	朱瑞琪編著	元
6.	散手入門與精進	張　山等著	元
7.	太極拳入門與精進	李德印編著	元
8.	太極推手入門與精進	田金龍編著	元

・道學文化・大展編號 12

1.	道在養生：道教長壽術	郝　勤等著	250 元
2.	龍虎丹道：道教內丹術	郝　勤著	300 元
3.	天上人間：道教神仙譜系	黃德海著	250 元
4.	步罡踏斗：道教祭禮儀典	張澤洪著	250 元
5.	道醫窺秘：道教醫學康復術	王慶餘等著	250 元
6.	勸善成仙：道教生命倫理	李　剛著	250 元
7.	洞天福地：道教宮觀勝境	沙銘壽著	250 元
8.	青詞碧簫：道教文學藝術	楊光文等著	250 元
9.	沈博絕麗：道教格言精粹	朱耕發等著	250 元

・易學智慧・大展編號 122

1.	易學與管理	余敦康主編	250 元
2.	易學與養生	劉長林等著	300 元
3.	易學與美學	劉綱紀等著	300 元
4.	易學與科技	董光壁　著	元
5.	易學與建築	韓增祿　著	元
6.	易學源流	鄭萬耕　著	元
7.	易學的思維	傅雲龍等著	元
8.	周易與易圖	李　申　著	元

・神算大師・大展編號 123

1.	劉伯溫神算兵法	應　涵編著	280 元
2.	姜太公神算兵法	應　涵編著	元
3.	鬼谷子神算兵法	應　涵編著	元
4.	諸葛亮神算兵法	應　涵編著	元

・秘傳占卜系列・大展編號 14

1.	手相術	淺野八郎著	180 元
2.	人相術	淺野八郎著	180 元
3.	西洋占星術	淺野八郎著	180 元
4.	中國神奇占卜	淺野八郎著	150 元

5. 夢判斷	淺野八郎著	150 元
6. 前世、來世占卜	淺野八郎著	150 元
7. 法國式血型學	淺野八郎著	150 元
8. 靈感、符咒學	淺野八郎著	150 元
9. 紙牌占卜術	淺野八郎著	150 元
10. ESP 超能力占卜	淺野八郎著	150 元
11. 猶太數的秘術	淺野八郎著	150 元
12. 新心理測驗	淺野八郎著	160 元
13. 塔羅牌預言秘法	淺野八郎著	200 元

・趣味心理講座・大展編號 15

1. 性格測驗① 探索男與女	淺野八郎著	140 元
2. 性格測驗② 透視人心奧秘	淺野八郎著	140 元
3. 性格測驗③ 發現陌生的自己	淺野八郎著	140 元
4. 性格測驗④ 發現你的真面目	淺野八郎著	140 元
5. 性格測驗⑤ 讓你們吃驚	淺野八郎著	140 元
6. 性格測驗⑥ 洞穿心理盲點	淺野八郎著	140 元
7. 性格測驗⑦ 探索對方心理	淺野八郎著	140 元
8. 性格測驗⑧ 由吃認識自己	淺野八郎著	160 元
9. 性格測驗⑨ 戀愛知多少	淺野八郎著	160 元
10. 性格測驗⑩ 由裝扮瞭解人心	淺野八郎著	160 元
11. 性格測驗⑪ 敲開內心玄機	淺野八郎著	140 元
12. 性格測驗⑫ 透視你的未來	淺野八郎著	160 元
13. 血型與你的一生	淺野八郎著	160 元
14. 趣味推理遊戲	淺野八郎著	160 元
15. 行為語言解析	淺野八郎著	160 元

・婦 幼 天 地・大展編號 16

1. 八萬人減肥成果	黃靜香譯	180 元
2. 三分鐘減肥體操	楊鴻儒譯	150 元
3. 窈窕淑女美髮秘訣	柯素娥譯	130 元
4. 使妳更迷人	成　玉譯	130 元
5. 女性的更年期	官舒妍編譯	160 元
6. 胎內育兒法	李玉瓊編譯	150 元
7. 早產兒袋鼠式護理	唐岱蘭譯	200 元
8. 初次懷孕與生產	婦幼天地編譯組	180 元
9. 初次育兒 12 個月	婦幼天地編譯組	180 元
10. 斷乳食與幼兒食	婦幼天地編譯組	180 元
11. 培養幼兒能力與性向	婦幼天地編譯組	180 元
12. 培養幼兒創造力的玩具與遊戲	婦幼天地編譯組	180 元
13. 幼兒的症狀與疾病	婦幼天地編譯組	180 元

14. 腿部苗條健美法　婦幼天地編譯組　180 元
15. 女性腰痛別忽視　婦幼天地編譯組　150 元
16. 舒展身心體操術　李玉瓊編譯　130 元
17. 三分鐘臉部體操　趙薇妮著　160 元
18. 生動的笑容表情術　趙薇妮著　160 元
19. 心曠神怡減肥法　川津祐介著　130 元
20. 內衣使妳更美麗　陳玄茹譯　130 元
21. 瑜伽美姿美容　黃靜香編著　180 元
22. 高雅女性裝扮學　陳珮玲譯　180 元
23. 蠶糞肌膚美顏法　坂梨秀子著　160 元
24. 認識妳的身體　李玉瓊譯　160 元
25. 產後恢復苗條體態　居理安・芙萊喬著　200 元
26. 正確護髮美容法　山崎伊久江著　180 元
27. 安琪拉美姿養生學　安琪拉蘭斯博瑞著　180 元
28. 女體性醫學剖析　增田豐著　220 元
29. 懷孕與生產剖析　岡部綾子著　180 元
30. 斷奶後的健康育兒　東城百合子著　220 元
31. 引出孩子幹勁的責罵藝術　多湖輝著　170 元
32. 培養孩子獨立的藝術　多湖輝著　170 元
33. 子宮肌瘤與卵巢囊腫　陳秀琳編著　180 元
34. 下半身減肥法　納他夏・史達賓著　180 元
35. 女性自然美容法　吳雅菁編著　180 元
36. 再也不發胖　池園悅太郎著　170 元
37. 生男生女控制術　中垣勝裕著　220 元
38. 使妳的肌膚更亮麗　楊　皓編著　170 元
39. 臉部輪廓變美　芝崎義夫著　180 元
40. 斑點、皺紋自己治療　高須克彌著　180 元
41. 面皰自己治療　伊藤雄康著　180 元
42. 隨心所欲瘦身冥想法　原久子著　180 元
43. 胎兒革命　鈴木丈織著　180 元
44. NS 磁氣平衡法塑造窈窕奇蹟　古屋和江著　180 元
45. 享瘦從腳開始　山田陽子著　180 元
46. 小改變瘦 4 公斤　宮本裕子著　180 元
47. 軟管減肥瘦身　高橋輝男著　180 元
48. 海藻精神秘美容法　劉名揚編著　180 元
49. 肌膚保養與脫毛　鈴木真理著　180 元
50. 10 天減肥 3 公斤　彤雲編輯組　180 元
51. 穿出自己的品味　西村玲子著　280 元
52. 小孩髮型設計　李芳黛譯　250 元

・青 春 天 地・大展編號 17

1. A 血型與星座　柯素娥編譯　160 元
2. B 血型與星座　柯素娥編譯　160 元

3. O血型與星座	柯素娥編譯	160元
4. AB血型與星座	柯素娥編譯	120元
5. 青春期性教室	呂貴嵐編譯	130元
7. 難解數學破題	宋釗宜編譯	130元
9. 小論文寫作秘訣	林顯茂編譯	120元
11. 中學生野外遊戲	熊谷康編著	120元
12. 恐怖極短篇	柯素娥編譯	130元
13. 恐怖夜話	小毛驢編譯	130元
14. 恐怖幽默短篇	小毛驢編譯	120元
15. 黑色幽默短篇	小毛驢編譯	120元
16. 靈異怪談	小毛驢編譯	130元
17. 錯覺遊戲	小毛驢編著	130元
18. 整人遊戲	小毛驢編著	150元
19. 有趣的超常識	柯素娥編譯	130元
20. 哦！原來如此	林慶旺編譯	130元
21. 趣味競賽100種	劉名揚編譯	120元
22. 數學謎題入門	宋釗宜編譯	150元
23. 數學謎題解析	宋釗宜編譯	150元
24. 透視男女心理	林慶旺編譯	120元
25. 少女情懷的自白	李桂蘭編譯	120元
26. 由兄弟姊妹看命運	李玉瓊編譯	130元
27. 趣味的科學魔術	林慶旺編譯	150元
28. 趣味的心理實驗室	李燕玲編譯	150元
29. 愛與性心理測驗	小毛驢編譯	130元
30. 刑案推理解謎	小毛驢編譯	180元
31. 偵探常識推理	小毛驢編譯	180元
32. 偵探常識解謎	小毛驢編譯	130元
33. 偵探推理遊戲	小毛驢編譯	180元
34. 趣味的超魔術	廖玉山編著	150元
35. 趣味的珍奇發明	柯素娥編著	150元
36. 登山用具與技巧	陳瑞菊編著	150元
37. 性的漫談	蘇燕謀編著	180元
38. 無的漫談	蘇燕謀編著	180元
39. 黑色漫談	蘇燕謀編著	180元
40. 白色漫談	蘇燕謀編著	180元

・健康天地・大展編號18

1. 壓力的預防與治療	柯素娥編譯	130元
2. 超科學氣的魔力	柯素娥編譯	130元
3. 尿療法治病的神奇	中尾良一著	130元
4. 鐵證如山的尿療法奇蹟	廖玉山譯	120元
5. 一日斷食健康法	葉慈容編譯	150元
6. 胃部強健法	陳炳崑譯	120元

7. 癌症早期檢查法	廖松濤譯	160 元
8. 老人痴呆症防止法	柯素娥編譯	170 元
9. 松葉汁健康飲料	陳麗芬編譯	150 元
10. 揉肚臍健康法	永井秋夫著	150 元
11. 過勞死、猝死的預防	卓秀貞編譯	130 元
12. 高血壓治療與飲食	藤山順豐著	180 元
13. 老人看護指南	柯素娥編譯	150 元
14. 美容外科淺談	楊啟宏著	150 元
15. 美容外科新境界	楊啟宏著	150 元
16. 鹽是天然的醫生	西英司郎著	140 元
17. 年輕十歲不是夢	梁瑞麟譯	200 元
18. 茶料理治百病	桑野和民著	180 元
19. 綠茶治病寶典	桑野和民著	150 元
20. 杜仲茶養顏減肥法	西田博著	170 元
21. 蜂膠驚人療效	瀨長良三郎著	180 元
22. 蜂膠治百病	瀨長良三郎著	180 元
23. 醫藥與生活㈠	鄭炳全著	180 元
24. 鈣長生寶典	落合敏著	180 元
25. 大蒜長生寶典	木下繁太郎著	160 元
26. 居家自我健康檢查	石川恭三著	160 元
27. 永恆的健康人生	李秀鈴譯	200 元
28. 大豆卵磷脂長生寶典	劉雪卿譯	150 元
29. 芳香療法	梁艾琳譯	160 元
30. 醋長生寶典	柯素娥譯	180 元
31. 從星座透視健康	席拉・吉蒂斯著	180 元
32. 愉悅自在保健學	野本二士夫著	160 元
33. 裸睡健康法	丸山淳士等著	160 元
34. 糖尿病預防與治療	藤山順豐著	180 元
35. 維他命長生寶典	菅原明子著	180 元
36. 維他命 C 新效果	鐘文訓編	150 元
37. 手、腳病理按摩	堤芳朗著	160 元
38. AIDS 瞭解與預防	彼得塔歇爾著	180 元
39. 甲殼質殼聚糖健康法	沈永嘉譯	160 元
40. 神經痛預防與治療	木下真男著	160 元
41. 室內身體鍛鍊法	陳炳崑編著	160 元
42. 吃出健康藥膳	劉大器編著	180 元
43. 自我指壓術	蘇燕謀編著	160 元
44. 紅蘿蔔汁斷食療法	李玉瓊編著	150 元
45. 洗心術健康秘法	竺翠萍編譯	170 元
46. 枇杷葉健康療法	柯素娥編譯	180 元
47. 抗衰血癒	楊啟宏著	180 元
48. 與癌搏鬥記	逸見政孝著	180 元
49. 冬蟲夏草長生寶典	高橋義博著	170 元
50. 痔瘡・大腸疾病先端療法	宮島伸宜著	180 元

51. 膠布治癒頑固慢性病	加瀨建造著	180 元
52. 芝麻神奇健康法	小林貞作著	170 元
53. 香煙能防止癡呆？	高田明和著	180 元
54. 穀菜食治癌療法	佐藤成志著	180 元
55. 貼藥健康法	松原英多著	180 元
56. 克服癌症調和道呼吸法	帶津良一著	180 元
57. B 型肝炎預防與治療	野村喜重郎著	180 元
58. 青春永駐養生導引術	早島正雄著	180 元
59. 改變呼吸法創造健康	原久子著	180 元
60. 荷爾蒙平衡養生秘訣	出村博著	180 元
61. 水美肌健康法	井戶勝富著	170 元
62. 認識食物掌握健康	廖梅珠編著	170 元
63. 痛風劇痛消除法	鈴木吉彥著	180 元
64. 酸莖菌驚人療效	上田明彥著	180 元
65. 大豆卵磷脂治現代病	神津健一著	200 元
66. 時辰療法—危險時刻凌晨 4 時	呂建強等著	180 元
67. 自然治癒力提升法	帶津良一著	180 元
68. 巧妙的氣保健法	藤平墨子著	180 元
69. 治癒 C 型肝炎	熊田博光著	180 元
70. 肝臟病預防與治療	劉名揚編著	180 元
71. 腰痛平衡療法	荒井政信著	180 元
72. 根治多汗症、狐臭	稻葉益巳著	220 元
73. 40 歲以後的骨質疏鬆症	沈永嘉譯	180 元
74. 認識中藥	松下一成著	180 元
75. 認識氣的科學	佐佐木茂美著	180 元
76. 我戰勝了癌症	安田伸著	180 元
77. 斑點是身心的危險信號	中野進著	180 元
78. 艾波拉病毒大震撼	玉川重德著	180 元
79. 重新還我黑髮	桑名隆一郎著	180 元
80. 身體節律與健康	林博史著	180 元
81. 生薑治萬病	石原結實著	180 元
82. 靈芝治百病	陳瑞東著	180 元
83. 木炭驚人的威力	大槻彰著	200 元
84. 認識活性氧	井土貴司著	180 元
85. 深海鮫治百病	廖玉山編著	180 元
86. 神奇的蜂王乳	井上丹治著	180 元
87. 卡拉 OK 健腦法	東潔著	180 元
88. 卡拉 OK 健康法	福田伴男著	180 元
89. 醫藥與生活㈡	鄭炳全著	200 元
90. 洋蔥治百病	宮尾興平著	180 元
91. 年輕 10 歲快步健康法	石塚忠雄著	180 元
92. 石榴的驚人神效	岡本順子著	180 元
93. 飲料健康法	白鳥早奈英著	180 元
94. 健康棒體操	劉名揚編譯	180 元

國家圖書館出版品預行編目資料

易學與養生／劉長林、滕守堯編著
——初版，——臺北市，大展，2001〔民90〕
面；21公分，——（易學智慧；2）
ISBN 957-468-094-0（平裝）
1.易經—研究與考訂 2.長生法
411.11 90013002

易學與養生

ISBN 957-468-094-0
編 著 者／劉長林・滕守堯
責任編輯／信 群・薛勁松
負 責 人／蔡 森 明
出 版 者／大展出版社有限公司
社 址／台北市北投區（石牌）致遠一路2段12巷1號
電 話／（02）28236031・28236033・28233123
傳 眞／（02）28272069
郵政劃撥／01669551
E-mail ／ dah-jaan@ms9.tisnet.net.tw
登 記 證／局版臺業字第2171號
承 印 者／國順文具印刷行
裝 訂／嶸興裝訂有限公司
排 版 者／弘益電腦排版有限公司
初版1刷／2001年（民90年）10月

定 價／300元

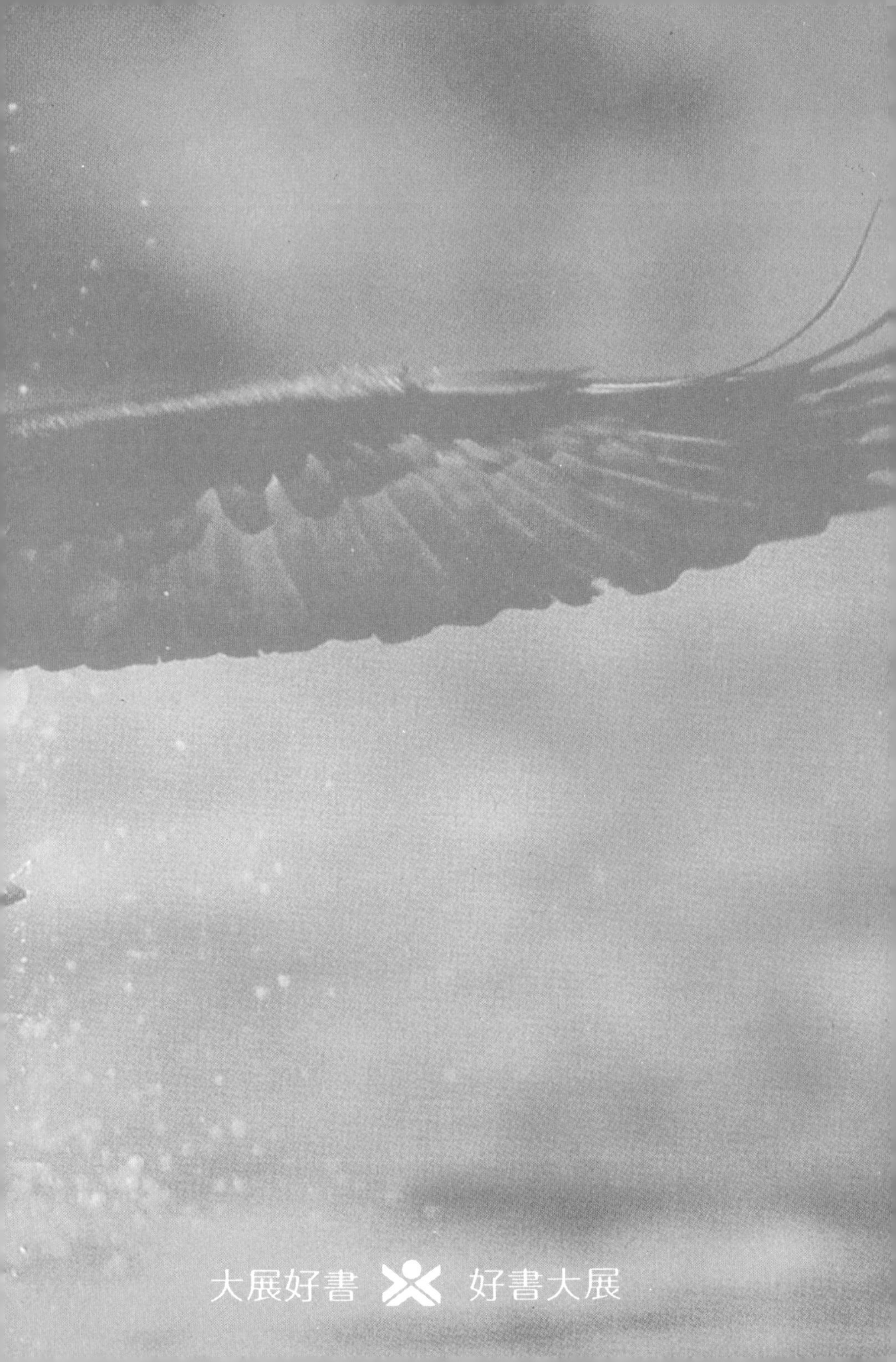
大展好書 好書大展

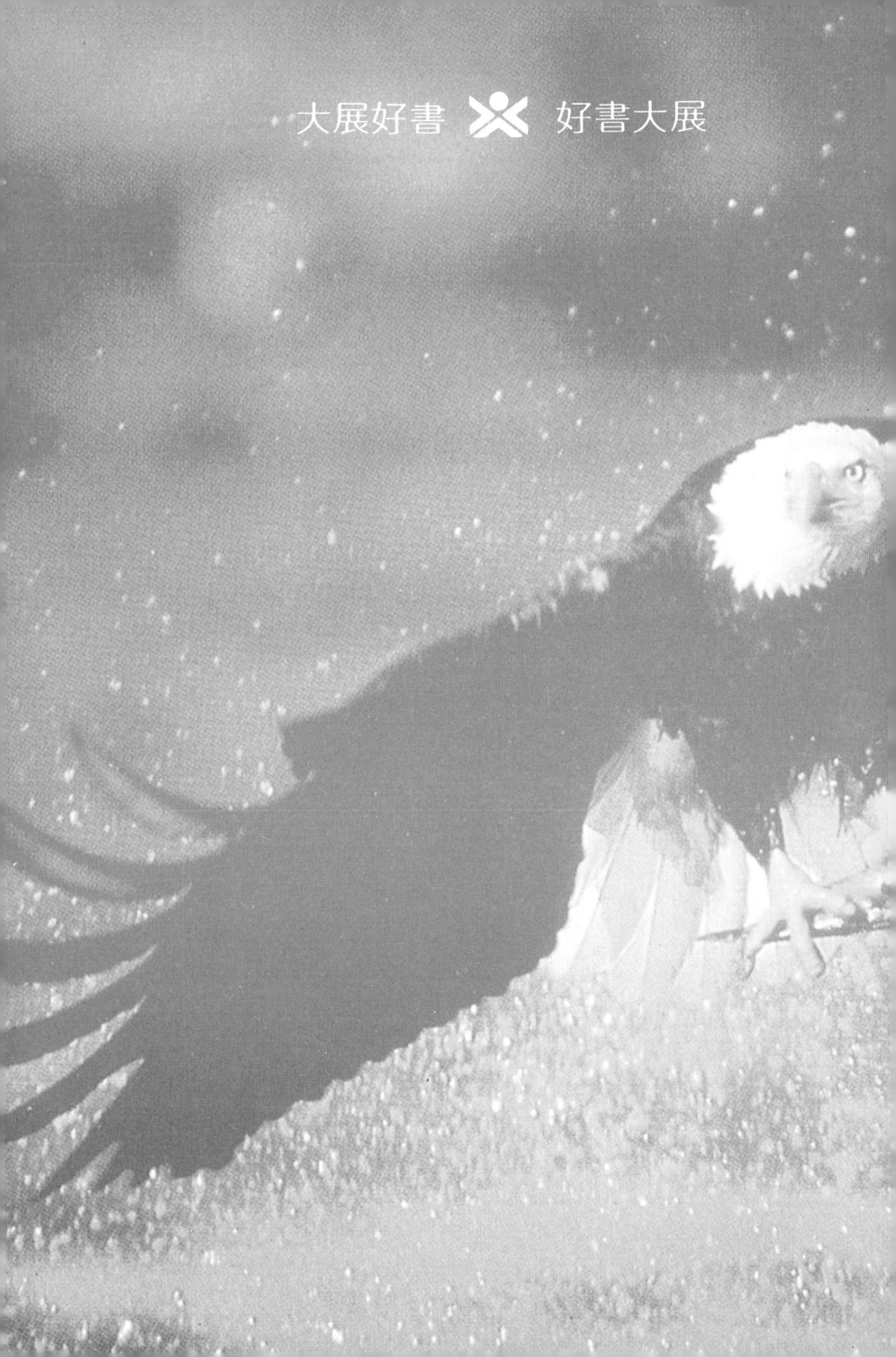
大展好書 好書大展